傷ついた脳の声が聞こえているか

〈この体で生きていく〉
リハビリテーションの旅

Beyond the Disability :
Rehabilitation for our Brain, Body,
Mentality and Life

唐沢彰太
Karasawa Shota

学芸みらい社

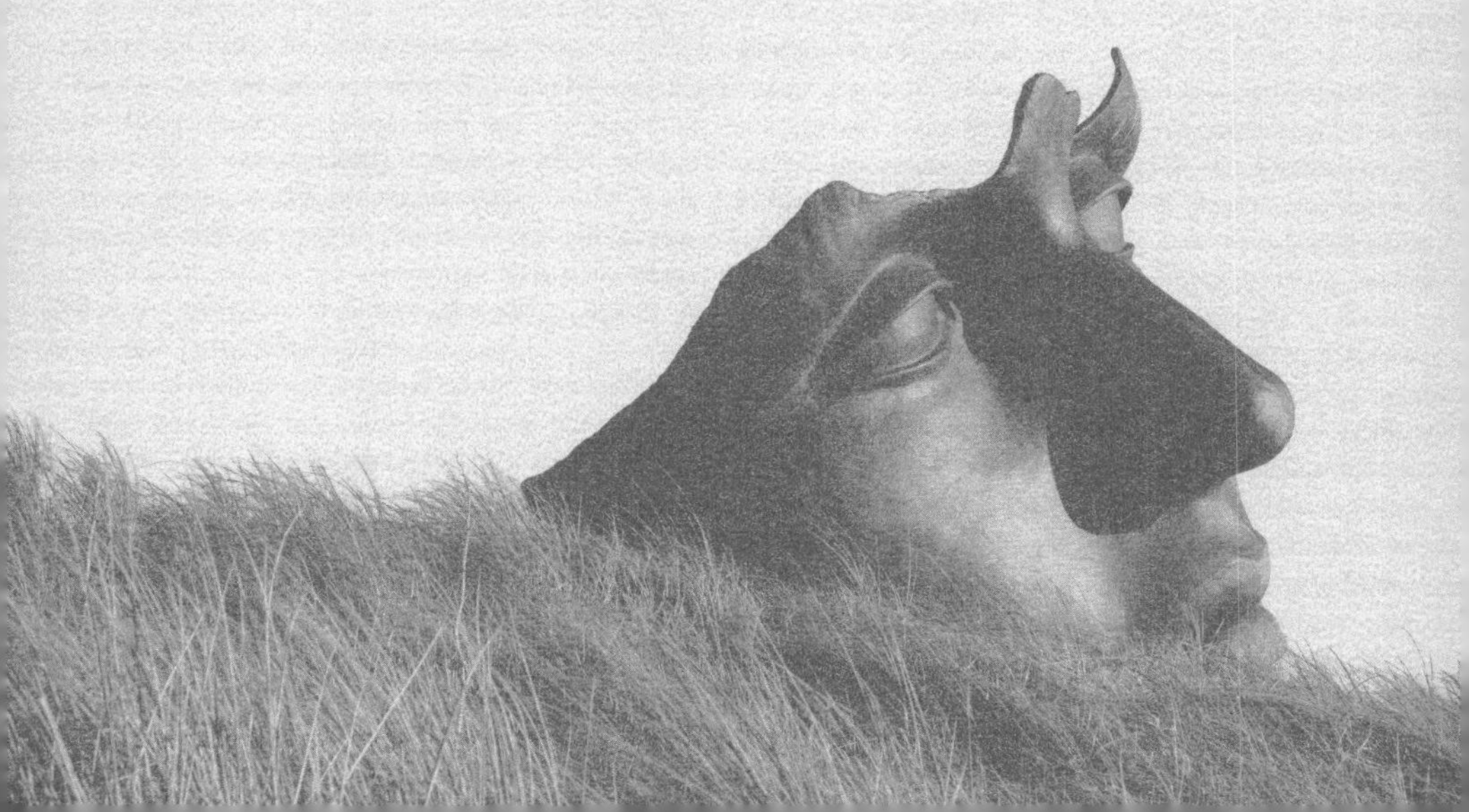

傷ついた脳の声が聞こえているか

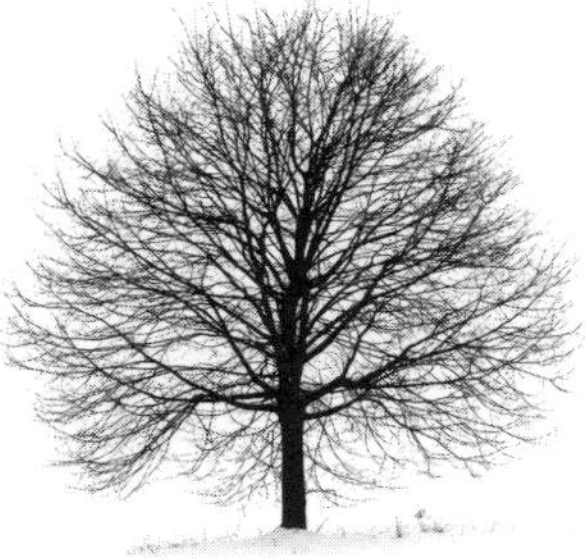

リハビリテーションの旅〈この体で生きていく〉

目次

Ⅱ 患者が生きている世界1《痛み編》 34

第3章 「骨が割れるように痛いんです」 36

第4章 豆腐に釘を打つような手術だった 68

第5章 驚愕の変化 94

第8章

話せない、離せない、目を離せない 164

IV 脳を育てる教師として臨床現場に立つ

終章

患者への教育 200

まえがき

患者はどんな世界を生きているのか。脳卒中により傷ついた脳、慢性疼痛により痛む身体、様々な問題を抱え生きていく。これらを経験したことがない私では、想像することすら難しい。リハビリテーションの臨床では、唯一無二の経験をしている患者と向き合い、未来に希望を与えていくことが求められる。その可能性を見つけていくためには、他でもないその臨床を見つめなおす必要があるのではないか。患者と一人の人として接し、患者の生きる世界を知る重要性を理解してもらえないか。その手掛かりになればと思い、セラピストや患者、その家族に向けて本書を書いた。

「理学療法士は何のプロなのか」

これは私の恩師である理学療法士の言葉である。現代では、日本の医療制度・介護制度の変化や高齢化などの影響で、リハビリテーションがもつ意味が変化し、多岐にわたってきている。その結果、世の中が理学療法士や作業療法士に求めることも、大きく変化してきている。例えば、健康な障害のない方への予防を目的とした介入、生活期にある患者へのリハビリの提供の変化などがそれである。このようにリハビリテーションが過渡期にある状況のなかで、理学療法士・作業療法士の専門性について考えることは、今後のリハビリテーションのためにも必要なのではないだろうか。

研究、教育などで働く理学療法士や作業療法士がいるなかで、私は臨床に携わっている。患者の生活がより良い方へ向かうように、日々臨床に取り組んでいる。そのなかで、問診や評価、また訓練において患者と交わす会話を重要視している。なぜかと言うと、患者との会話には病態を解釈する手掛かり、訓練の手掛かりが散りばめられており、その情報が患者を改善するためのヒントになるためである。つまり、患者が改善へ向かう学習を促すために、患者との会話のなかから手掛かりを得るのだ。私と訓練を行なうなかで、患者の意識経験がどのように変化していくのか、今まで行なってきたリハビリによって意識経験がどう作られてきたのか。これはリハビリテーションの対象が、疾患ではなく人であることをまざまざと見せつけられる事柄でもある。

本書では、患者とのやり取りやセラピストである私の思考を中心に、リハビリテーションにおける〈教育の姿〉を書いた。時にはセラピストが患者に対して、時にはセラピストが患者の家族に対して、時には患者がセラピストに対して……様々な形の教育がリハビリの臨床には存在している。このどれもが重要であり、患者のリハビリだけではなく私自身のセラピスト人生のターニング・ポイントにもなっている。教育し、教育される関係性の構築がリハビリではなによりも素晴らしいのだ。このことが少しでも伝わり、臨床において患者との、またセラピストとの関わり方がより一層有意義なものへと変化するなら幸いである。

唐沢彰太

第1章
リハビリテーションと
患者と
セラピストと

第2章
患者の生きる世界と
一人称

I リハビリテーションのリハビリテーション

第1章 リハビリテーションと患者とセラピストと

リハビリテーション〜全人間的復権

1 リハビリテーションと患者

「リハビリテーション」とは何なのか？

理学療法士（PT：Physical Therapist）である私は、この問題を生涯考え続けなければならない義務がある。

私が学生の頃に習った「全人間的復権」という聞きなれない日本語で表されたリハビリテーション（以下、リハビリ）の概念は、十年以上が経過した現在でも変化していないのだろうか。

一般にリハビリというと、「障害をもった人が身体的・社会的・職業的・経済的に能力を発揮し、人間らしく生きる権利のことであり、それを目指して行なわれるもの」とされている。

私自身は臨床を重ねるなかで、リハビリとは、「人が怪我や病気によって何らかの問題を抱え、健常人と同等の水準の生活を送れなくなった時、リハビリに携わる職種の人たちが、QOL（quality of life：生活の質／人生の質）を向上させるために提供するサービスの総称」であると考えている。

ここで考えなければならないのは、患者が自身の考えで行なう自主トレーニングや、その家族などによるマッサージなどの行為はリハビリになるのか、ということである。リハビリはＱＯＬを向上させて初めて意味が生じるものであり、自主トレーニングも家族による行為もＱＯＬを向上させる目的で、正しく遂行されなければならない。つまり、専門的な知識を有する人の助言や指導のもとで行なわれなければならないのである。

自主トレーニングを行なっていることが満足度に繋がり、ＱＯＬを向上させることがあるのも事実である。これは一見、リハビリに値するようにみえる。しかしこれは本来の意味でのリハビリではなく、あくまで個人的な活動と捉えるべきである。ちょうど体を鍛えるためにジムに通い、綺麗になるためにエステに通うのと同じように、身体を動かすことで満足感などを得て、ＱＯＬが向上しているのである。

このような満足感や安心感がＱＯＬを上げることに繋がるのであれば、ＱＯＬの向上には精神面の関与が不可欠であることを示している。

細分化してゆくセラピストの仕事

リハビリとして自主トレーニングなどを行なうためには、専門家による指導が不可欠であり、理学療法士・作業療法士・言語聴覚士などリハビリの専門家が指導にあたる。セラピストと総称されるこれらの専門家は、生理学や解剖学など人体に関する知識はもちろん、神経心理学や精神医学などの心理面、住環境などの社会的な側面など、グローバルな知識を有している必要がある。いわば人に関するあらゆる学問・分野の知識や知見が求められるのであり、ある意味、医師よりも幅広い知識が必要となる。

しかし実際にはこれらすべての知識を包含することは難しいため、疾患別に、また患者の病態期（急性期・回復期・生活期〔1〕）別に、セラピストに求められることが分かれてきている。疾患別には、現時点では運動器疾患、神経疾患、心疾患などに大別されており、今後はその分類のなかでさらに細分化されていくことが予想される。また病態期では、リスク面、生活復帰面、機能維持面をファクターとしてセラピストの仕事が細分化されている。

このように、専門家にとっても複雑に感じられる専門性をもつのがリハビリである。先ほどの自主トレについて付言すれば、それを当事者やその家族だけで専門的な内容を再現することは非常に難しく、セラピストが適度な難易度、正しい方法をもって指導する必要があることは明らかだろう。

こうした状況のなかで、冒頭に書いたような私が学生の頃に習ったリハビリの概念が変化しないわけがない。リハビリ自体が形を変え、時代のニーズに合わせて変化していくように、その概念そのものも少しずつ変化させせていく必要がある。

セラピストの本質と専門性

リハビリの概念が日本にもち込まれてから約七〇年の年月が流れた。

リハビリは世の中に浸透し、ＴＶや雑誌などのメディアはもちろん、私が学生だった頃と比べてリハビリの関連書籍は急激に増加した。セラピストや養成校に通う学生だけではなく、一般の方々

〔1〕
急性期病院：治療が必要な患者がまず運び込まれる病院。救命を役割として、手術やその他の治療が施される。
回復期病院：リハビリテーション専門病院とも呼ばれ、そのほとんどで365日、リハビリが実施される。疾患別に入院期間が決まっており、期限内に退院が決定する。
生活期病院：介護保険で保障される時期。一般的には、病気を発症してから半年～1年以上経過した状態をいう。

がリハビリという言葉に触れる機会も多いだろう。

その一方で言葉だけが独り歩きし、リハビリとは何なのかを正確に伝達することが難しくなってきているのも事実である。先述したセラピストの仕事の細分化に加え、腰痛などをはじめとする予防の領域の開拓や保険外リハビリの増加など、病院を中心に活躍してきたセラピストの職域は今まさに広がりをみせつつあり、セラピストの業務内容は変わっていかざるを得なくなってきている。

ただし、今までも、またこれからも不変なことが存在していることも事実である。臨床の現場での根本的な部分は、変わらないのである。

患者と向き合い、寄り添い、問題点を専門的に解釈し、解決へと導いていく。これが我々臨床に携わるセラピストの本質であり、リハビリにおけるセラピストの専門性である。疾患や病態期、領域が異なっていたとしても、セラピストがいて患者がいることは変わらず、臨床の現場でその問題解決をはかっていく過程は、リハビリに関わるセラピストが最も活躍できる場である。

もちろん、教育や研究の領域で活躍しているセラピストは数多くいるが、患者を少しでも改善させることを目的としている点は共通しているはずである。現場で患者をリハビリするセラピストを目指す学生の育成や、病態の原因の究明、脳機能の解明に携わる教育者・研究者は、今までは改善が難しかった症例を少しずつ改善できるよう、日々の仕事に邁進しているのは間違いない。

患者を改善させるために様々なセラピストがいるこの構図は、リハビリのチームアプローチの中心に患者がいるのと同様に、この先も変わらない。

ところで、病院で診療科目を見た時に、疑問に思ったことはないだろうか。整形外科、脳神経内科、眼科、内科などが日本語で明記されているなかで、「リハビリテーション科」だけがカタカナ明記であることに。

実際、機能訓練室や理学療法科など、既存の様々な表記はあるものの、リハビリが単なる機能訓練からQOLの向上を目指す幅広いものへと変化したため、それらの表記が意味する内容と現代のリハビリとは少しニュアンスが違うように思う。先に「全人間的復権」という言葉を紹介したが、日本に導入されてから七〇年を経過した現在でも、リハビリはその概念の理解が難しく、適切な和訳が無いのである。

このことは様々な意味でいくつかの混乱を引き起こしている。

2　リハビリテーションとセラピスト

「〜することもリハビリです」

その一つとして挙げられるのは、短縮化して使用されている「リハビリ」という言葉を「何らかのネガティブ変化をした状態から通常の状態へと戻る過程」という非常に広い意味で解し、「〜することもリハビリです」といった使い方をすることが日常生活にも浸透していることである。

病院においても、睡眠のリズムを作るために日中、車椅子に座っていることが「リハビリ」と言われる。もちろん、これは間違いではなく、問題ではない。

ただし車椅子に座っていることがリハビリなのではなく、正しい姿勢で適切な時間座っていることで初めてリハビリと呼べるのではないだろうか。

臨床現場の混乱・学校現場の困難

しかしリハビリの意味が非常に幅広く解釈され、本来の意味を誤解してはいけないセラピストでさえも混乱してしまっているのが現状である。そして現場が混乱しているのであれば、当然、教育現場である学校などにおいても混乱は起きている。

近年では毎年、優に一万人を超えるセラピストが誕生しており、質の低下が様々な場所で指摘されている。量が増加するほど質が低下していくのはセラピストの世界に限られたことではないだろう。が、教育現場ではこれに対応するため、システム化された教育だけではなく、対象に合わせてシステムを変化させ、内容を変更していく必要がある。

しかし学生を国家試験に合格させる役割を担う学校では、この柔軟性を担保することは難しいため、病院などの就職先において教育体制を柔軟に変更していく必要が出てくる。すなわち、専門的な知識・技術や、社会におけるリハビリの位置付け・ニーズの理解、セラピストである以上は生涯にわたって学習していく必要があるという意識付けなどが教育において重要となる。

だが、ここでも一つ問題がある。回復期を中心に臨床にあたるセラピストが若年化し、加えて教育する側も経験が浅く、十分な教育を受けられていないという厳しい現状なのだ。この負のループを正すことはもう手遅れなのだろうか？

過渡期にあるリハビリテーション

ここまで述べてきたように、現在のリハビリには次のような特徴と問題点がある。

①リハビリテーションの本質の混乱
⇩過程や領域など抽象的なことを指し示す用語として使用されている
②時代やニーズの変化に伴うセラピストの職域の変化
⇩予防領域や保険外リハビリの出現
③セラピストの大量育成による質の低下
⇩セラピストの個別性の喪失

現在のリハビリテはこうした変化の渦のなかにある。しかしすでに述べたように、セラピストの本質は変わりようがない。患者がいてセラピストがいるという、この関係性は崩しようがないのである。


患者と真剣に向き合い、臨床に臨んでいるセラピストはどれくらいいるのだろうか。

患者の声に耳を傾けることの大切さに、どれくらいのセラピストが気付いているだろうか。

こうした状況下で、セラピストの質をどのように担保していくのか。

セラピストとしてどのように前進していけばよいのか。

若手セラピストをどう教育していけばよいのか。

リハビリは、今まさに過渡期に来ているように思う。

3　患者とセラピスト

患者とセラピストの関係は、生徒と教師の関係

臨床現場において、患者とセラピストの関係性は様々な比喩を用いて言い表される。そのなかでも私が首肯でき、言い得て妙だなと腑に落ちるのは、「教育する側」と「教育を受ける側」という表現である。

セラピストは患者の状態を専門的に分析し、改善をしていくためには患者が何を知るべきか、また何を学習していくべきかを考え、訓練へと進んでいく。立ち上がり方や歩き方に加え、考え方や認知に関してまでを分析・指導し、学習を促す必要がある。

ここで言う認知とはその人個人の「認知の癖」のことである。これは〝その個人が感覚をどう認識し、言語化するのか〟、〝自分の身体のことをどう感じ、記憶し、言語化するか〟といった様々な場面に関係してくる。当然、性格や来歴などパーソナリティの要素とも大きく関係している。そのため、訓練をしていく上でどのような言語が理解しやすいのか、どのような声掛けが有用なのかを考慮するのに、患者それぞれの「認知の癖」を知ることが重要となる。

このように臨床場面を教育的な観点から捉えると、知識や経験をもち、教える側であるセラピストと、教えられる側である患者の関係性は改善という共通の目的を有しており、テストに合格する

ことや卒業など共通の目的をもつ教師と生徒の関係性に近い。

しかし患者は何らかの問題を有しており、健常人と同じように教えても学習は生じないことが多い。これはリハビリに特異的な点であろう。

では十人十色の患者に対し、どうすれば適切な指導や治療を施し、回復へと導けるのであろうか。

「情動の記憶」は残っているのに「体験内容の記憶」が残っていない

まず健常人の、いわゆる学習と記憶について考えてみたい。例えば学生の頃に誰もが経験する試験勉強だが、この勉強の目的はテストに合格することである。おそらく多くの人は、勉強で記憶した内容とは別に、勉強はつらいものだという記憶をもっているだろう。つまり勉強した内容を記憶することと、勉強することそのものの経験が同時に起きているのである。

むしろ今、思い返してみると、あんなにつらくて大変なテスト勉強はもう二度としたくないという記憶は鮮明でも、勉強で記憶した内容についてはあまり覚えていないのではないだろうか。

こうしたことは「エピソード記憶」や「作業記憶」など記憶の形態が異なっていることも影響しているが、他にも要因は考えられる。

何が記憶に残りやすく、何が残りにくいかを左右するのは、その人にとってそれが重要かどうか（意味があるかどうか、とも言い換えられる）である。しかし勉強の内容が自分にとって意味があるかどうかはその場では分からないことが多く、むしろ、こんなに大変なことは今後したくないという逃避的な意味付けが行なわれやすいのが実情だろう。そのため、重要視されにくい勉強内容より、勉強が大変だったという記憶（負の情動が働き、意味付けがされやすい記憶）が残りやすいのである。記憶は、意識してコントロールすることはできない。思い出したくないことを思い出してしまう――これが記憶なのである。

学習としてのリハビリテーション

次に、患者における記憶について考えていく。

この試験勉強にみられる現象はリハビリの現場でも起きている。ただしリハビリに固有の事情があるため、前述の視点とは少し異なる視点からこの現象をみてみたい。

私が病院に勤務していた頃のこと。私が休みの時、あるセラピストが代診に入ってくれた。私は後日、患者に、そのセラピストが行なった治療について何を覚えているかを尋ねてみた。

患者は「良い人だった」「話しやすかった」など、セラピストの印象や話した内容などは覚えていたが、実際に何をしたのか、やりやすくなった動作はあるかといった点に関してはほぼ覚えておらず、回答は曖昧だった。もちろん、それらの印象は大切ではあるが、リハビリの効果を日常生活へと汎化させるためには、セラピストの印象よりも大切なことがある。

セラピストが患者に対して本当に学習させたいことを提供する場合、ただやらせるのではなく、何らかの工夫をする必要があることをこの事例は教えてくれる。先ほども書いたように、人間には興味のあること、快・不快などの情動が関与することを記憶しやすいメカニズムが備わっている。このことは先の患者の言葉からも明らかであり、それは周知のことでもあるだろう。

しかしもう一歩進んで、その言葉からリハビリに携わるセラピストが受けとるべき示唆とは、そうした記憶のメカニズムとは全く異なる運動学習や認知のメカニズムを考慮しなければならないということである。

また、情動を伴う体験と定義される痛みでは、痛みに関する記憶が残りやすく、脳血管障害などによって記憶障害を伴う場合では、記憶すら正確に行なわれない場合も存在する。

我々セラピストは個々のケースごとに情動・記憶・運動学習・認知の問題を考慮して治療に取り組み、一回一回の臨床に全力で臨まなければならない。

臨床において、患者とコミュニケーションを取るなかで学習を生じさせるためには、非常に多くの知識と経験が必要である。これとは別に、臨床の現場ではやはり第一に、先ほどの「良い人だった」「話しやすかった」など、〝このセラピストには話しても大丈夫〟という基本的なラポールの形成、そして〝私の悩みを真剣に聞き、解決してくれる人だ〟という信頼関係を構築することが大切である。

その先に、患者が話してくれた内容を読み取り、訓練へと進んでいく道が開けてくる。

身体症状と精神症状は密接に絡んでおり、痛みをどう認知しているのか、高次脳機能障害があるなかでその患者がどう生きているのかを知ることは、患者を本気で改善していこうとするセラピストにとっての財産になる。

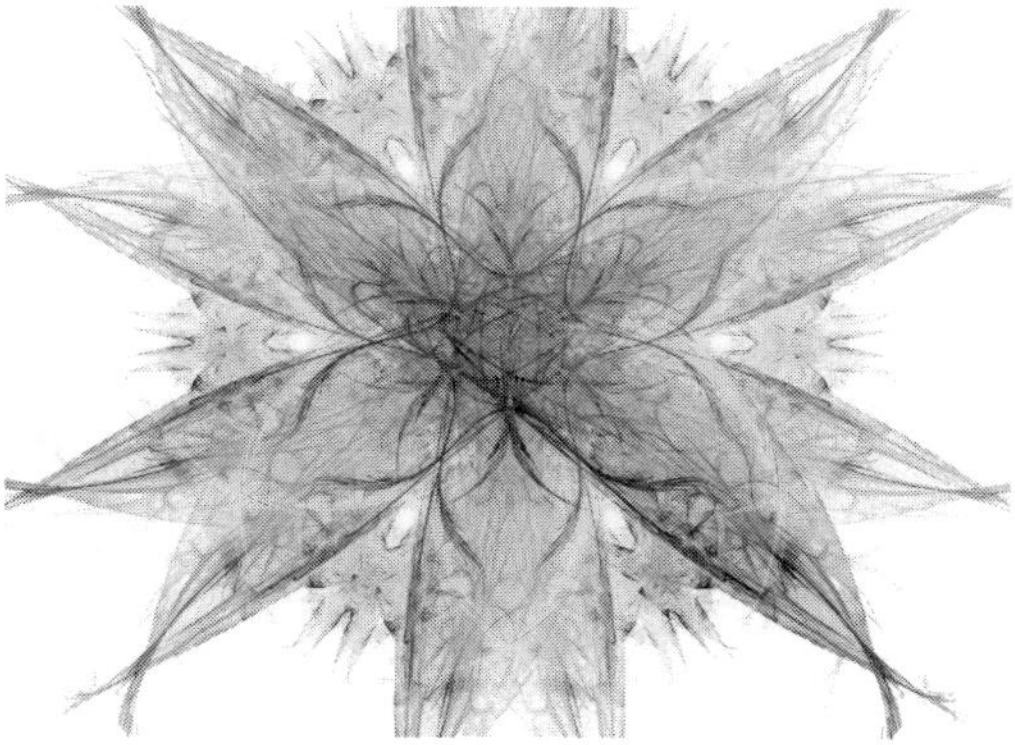

第2章 患者の生きる世界と一人称

1　リハビリテーションの主役は誰か

回復期のリハビリ病院で起きていること

回復期のリハビリ病院へと転院してきた患者は、その初日にセラピストにリハビリ室へと連れていかれ、リハビリ用のベッドに横になるよう促される。

患者は言われた通りに車椅子からベッドへと移乗し、ベッドに横になる。初回のリハビリでは身体の状態を把握するために評価が行なわれ、骨折などの整形外科疾患であれば可動域検査、筋力検査、疼痛検査が、脳梗塞などの脳血管疾患であれば麻痺の程度、感覚障害の程度などが評価される。

翌日も、セラピストに連れられて患者はリハビリ室へとやってくる。そしてまたリハビリベッドに横になるよう促され、患者はそれに従う。昨日行なった評価結果から訓練のプログラムを組み、リハビリが開始される。セラピストはおもむろにマッサージを始め、日常会話をし始める。

このような光景は、回復期においてよく見られるものではないだろうか。

セラピストが患者の意識を受動的にしている

このような日々が繰り返されるうちに、患者の意識はリハビリを「する」から「してもらう」へ変化していく。〝自分で治していくというプロセス〟ではなく、〝セラピストにすべて任せて治してもらうプロセス〟に変わっていくのだ。

これでは患者主体で行なわれていくリハビリ本来のあり方から逸脱し、主役が誰なのかが分からなくなってしまう。もちろん、患者だけでは回復へ向かえないのは事実であるが、受動的な人より能動的にリハビリに参加する人の方が、改善が早いのは周知の通りである。それが分かっているにもかかわらず、日々のリハビリを通して患者の意識を受動的なものへと変化させてしまっているのがセラピスト自身では、本末転倒である。

マッサージや日常会話を否定しているわけではない。間違えてはいけないのは、「リハビリの主役は患者であり、セラピストはあくまでありとあらゆる知識と技術を使用して、患者の回復を最大限発揮させることを目的とするわき役でなければならない」ということである。さらにリハビリをしている間に作られたこの受容的なマインドは、退院後にも影響を及ぼしてしまう。

退院後に、生活の水準を保つことができないのはなぜか

患者には「なぜ痛いのか」「なぜ動かないのか」を正しく、また分かりやすく説明することが非常に重要である。同時に、患者自身がそれらの原因を知りたいと思わせることも大切な関わり方になる。

私は現在、生活期にある脳血管疾患を患った方々を主に施術している。そのなかで、回復期でどのようなリハビリをしてきたのかを尋ねると、ほとんどの方が「歩く練習をしてきました」「マッサージをたくさんしてもらいました」と答える。三カ月以上も入院し、リハビリを毎日、実施してきたにもかかわらず、自分の身体や痛み、動きにくさの原因をほとんど知らない――そういった患者が非常に多いのが実情だ。

これでは退院した後に機能を維持し、生活の水準を保つことなどできるはずもない。

この事実は、真剣に改善を望んでいる生活期の患者に施術をしたセラピストでないと知る機会すらない。現在、毎日そうした患者に関わっている私のようなセラピストが、リハビリ業界へ伝えていく義務があると考えている。

2　患者はリハビリをどう経験しているのか

障害受容とは

セラピストの対象は健康な人ではなく、怪我をした人、病気を患った人、心に病を抱えた人……などであり、その問題は様々だが、何かしらの問題を抱えて生きている。患者は怪我や疾病を発症した時点から様々な問題を抱えた状態で生きていく。患者は自身が抱える問題を当事者として受容しなければならない。いわゆる「障害受容」である。そしてリハビリにおけるセラピストとの関わりや行なっている訓練も、受容がスムーズにいくかどうかを左右する要因になる。

では、そもそも障害受容とは何なのだろうか。

上田敏氏は、「あきらめでも居直りでもなく、障害に対する価値観（感）の転換であり、障害をもつことが自己の全体としての人間的価値を低下させるものではないことの認識と体得をつうじて、恥の意識や劣等感を克服し、積極的な生活態度に転ずること」［1］により「障害を個性の一部として認める」こと。

本田哲三氏は、「障害を踏まえた上での社会適応」［2］としている。

障害の受容（克服）過程は「ショック期」「否認期」「混乱期」「解決への努力期」「受容期」を経ると考えられている［1］。私もセラピストとして、急性期から回復期、生活期を経て障害が受容されていく過程を数えきれないほど見てきた。

しかし実際には、障害を受容できずに葛藤する人、最後まで受容ができない人、様々な理由から諦めという形で障害を受け入れた人など、患者によってその過程は異なる。

身体と精神の解離

障害受容は、「患者が変化していく過程」と言い換えることができる。

怪我や発症をした時点から、患者は生きている限り、様々なことを経験する。何もしていなくても痛みを感じる。痛みを我慢しながら椅子に座っている。今まで思い通りに動いていた身体がいうことをきかない。悲しくもないのに涙が流れてくる……。

患者はこうした体・脳・心をもって生きており、自分の身体と精神に解離すら感じているのであ

［1］　**上田敏**：『リハビリテーションを考える――障害者の全人間的復権』青木書店、1983年

［2］　**本田哲三**：「Ⅱ．障害受容」（渡辺俊之・本田哲三編『リハビリテーション患者の心理とケア』医学書院、2000年、所収）

る。このような非常につらい状態から、患者は皆、一歩ずつ進んでいかなければならない。これが容易でないことは言うまでもない。

少しずつ回復していく自分の身体を経験しながらリハビリは進んでいく。しかし、患者は将来に対する様々な不安を抱えながら日々を過ごしている。病院はいつか退院しなければならない。自宅へ帰れるのだろうか？　帰っても大丈夫なのだろうか？

患者たちが受け入れ、それとともにこれからの人生を生きていかなければならない障害を少しでも改善すること、そしてわずかでも不安を取り除き、未来に希望がもてるように関わることは、セラピストの重要な役割である。

ただし、それは簡単なことではない。抱えている問題は一人ずつ異なり、受容を求められる障害も当然、千差万別である。

一人ひとりの患者は、それぞれどのような世界を生きているのだろうか。我々セラピストにそれを知るすべはあるのだろうか。まして、その未来に希望を与えるにはどうすればよいのだろうか。

3　臨床のなかで患者を知る大切さ

個人の人生の来歴・職歴もリハビリに活かすべき重要な要素

患者にとって、リハビリもまた新たな経験となる。セラピストは患者がリハビリをどう経験しているのかを知らなければならない。

我々セラピストは臨床のなかで、患者の何を見ているのだろうか。患者の病態、筋骨格系、痛み、麻痺はもちろんとして、患者の性格や性別、社会的な背景もまたリハビリテーションには不可欠であり、こうした身体や脳以外の情報を見ていないはずはないだろう。

しかしこれらを治療に組み込んでいくことは容易ではない。

例えば回復期における治療プログラムには、在宅における過ごし方や通勤などの屋外練習が、患者の個別性に合わせて組み込まれる。こうした個々人の生活様式の個別性とは別に、臨床に活かせる患者の個別性が多く存在しているが、これらを治療そのものに利用できるセラピストは多くない。

具体的には、患者がもつ認知的な癖、使用する言語の傾向、学問的な得意分野、インテリジェンスのレベルの違いなどがあり、その患者に何を説明し、教育していけば学習による最大限の改善が促せるのかはこれらの要素によって左右される。

痛みを有する患者のケース

痛みを有する患者は特に、患者の病歴にとどまらず、今までの人生の来歴がリハビリにおける重要な要素になる。私が見てきた線維筋痛症（第3章第1節で詳述）などの慢性疼痛患者は、痛みが出現した後のことを聞いていただけでは改善が難しいケースがあり、幼い頃の経験なども考慮する必要があった。これは脳卒中患者においても重要である場合があり、それまでの職歴などが治療のなかで直接的に使用できるケースが存在している。

例えば脳血管疾患患者の訓練において、主婦歴が長い患者の場合、野菜の材質の違いが利用できることがある。人は、材質の違いによって出力する筋力をコントロールする必要があり、野菜を切っている時を思い出しながら、今、触れている物がどの野菜に手を置いている感じに近いかなど、病前の記憶を訓練にもちこむことができる。この他にも職業や、以前やっていたスポーツなどを訓練と結びつけることで、患者の回復の可能性を広げることができる。

また慢性疼痛患者では、過去に大きな怪我をしたことがあるかどうか、精神的な疾患の既往やその傾向があったかどうかは、今の痛みの原因を考えていく上で非常に大切である。器質的な問題に加えて、心理的な要因、精神的な要因が今の痛みにどう関係しているのかを紐解くためには、その人自身を理解しなければならない。それゆえ、リハビリを行なう上で患者の来歴を知ることはどの疾患においても欠かせないのである。

患者の「一人称」の声を聞く

患者の病態のみならず「人」としての特徴を知ることはセラピスト側の治療の幅を広げ、今までは改善が難しかったケースについても改善をもたらす可能性を秘めている。患者とセラピストの会話のなかで、患者自身の病歴と来歴を語ってもらうことが重要なのである。

これは患者からすると、自分自身の今までの体験——これを患者の「一人称」と呼ぶこととする——を、言語というツールを使用してセラピストに伝える経験であり、自分が体験してきたことを言語化するプロセスを経るため、自分のことでありながら今までは自覚してこなかったことを自覚できるメリットがある。これはセラピストとの信頼関係を築く上でも非常に有効である。

一方、ラポールを築いていく上で、患者の話を聞くセラピストにはスキルが求められる。一人称を患者から引き出すためには、患者に好きなように話させる場合もあれば、セラピスト側が質問をしながら会話を進めていく場合もあり、その方法は患者に何を話してもらいたいのかという目的によって異なってくる。

例えば、まだ信頼関係ができていない場合には患者は何を話せばいいのかを考えすぎ、過剰なフィルターがかかってしまうことがある。こうしたケースではセラピストがある程度、患者が答えやすく、セラピストの意図が伝わるように質問をしていく必要がある。また、信頼関係が不十分な時に様々な質問をしてしまうと今後の関係性に悪影響を及ぼす場合もあり、そのような時は一つの問いに絞り、それに対して患者に自由に語らせる方法をとった方がよい。

会話のスキルをリハビリの全領域へ

このように患者のキャラクターや疾患などによって質問を使い分け、できるだけ早急にラポールを形成し、治療へ進んでいく必要がある。

患者の一人称をどのように治療に活かしていけばいいのか。なぜそのような話し方をするのか。それは患者の病態とどのように関係しているのか。セラピストはこうしたことを考えながら会話を進めていかなければならず、これにはある程度の知識と経験、スキルが必要である。

こうした会話のスキルは慢性疼痛のリハビリの領域ではすでに周知のものだが、脳血管疾患を代表とするその他の領域ではまだまだ浸透していないのが現状であり、リハビリ中に全く関係のない世間話が終始行なわれてしまうことも少なくない。

セラピストに求められる会話のスキルは、ただコミュニケーション能力が高いということとは異なるのである。

4　患者の一人称から病態を読み解く

患者をみる三つの観察方法

病態を含めた患者の観察方法には、次の三つが存在する。

①動作分析や歩行分析に代表とされる、セラピストの「視覚」を利用した観察
②触診や被動性検査などに代表とされる、セラピストの「触覚」を利用した観察
③患者の発言や回答など、セラピストの「聴覚」を利用した観察

これらすべての観察から情報収集を行ない、それらを統合して病態やその人を解釈していくことが望ましい。しかしそれは簡単ではなく、実際には視覚を用いて行なった観察と触診などの触覚を使用した観察が大きなウェイトを占めている。それがゆえに、セラピストの多くが学生の頃から動作観察や分析、関節可動域検査や筋力検査が重要であると教えられ、臨床のなかでも実践すること

になる。
言うまでもないが視覚や触覚による観察は非常に重要であり、治療において有用な情報を提供してくれるものの、治療効果を最大限発揮するという観点から考えると、聴覚による観察、つまり患者の声を聞くことは外せない。

痛みの治療における会話

例えば、痛みの評価では患者の主観を聞いていく作業がそのほとんどを占める（痛みは主観的な経験であるという特徴があることも関係しているが）。この時、セラピストは視覚・触覚・聴覚を何のためらいもなく使用する。

しかしそれにとどまらず、「どうしてそこが痛いと思いますか？」「痛みの原因は何だと思いますか？」という質問をしたらどうだろうか。痛みが主観的な経験であることを利用し、痛みの原因を患者がどう考えているのかを知ることは非常に重要ではないか。他にも「この痛みはいつまで続きそうだと思いますか？」「痛くない時は何を考えていますか？」など、痛みを有する患者が何を考えて生活しているのかを知ることも重要になる。

さらに治療をしていく上で、セラピストが筋骨格系に問題があると思っている場合、患者も同様に筋骨格系に原因があると考えているのかどうかも知る必要がある。筋力強化をすれば改善するという同意がなければ、痛みを改善することは難しいからである。

痛みを治療することはこれほど難解であることをセラピストは知らなければならない。

苦い経験を繰り返し、最善の治療を提供する

私がＰＴになって三年目に担当したのは、大腿骨頸部骨折後、髄内釘固定術を行なった症例だった。まだまだ知識が足りず経験が少なかったこともあるが、筋力強化と単純な歩行訓練を繰り返していた。杖を使用しての歩行が可能になり、回復期のセラピストとしてはゴールを達成したと思っていた。しかし今、思えば、その患者は自転車に乗ることを目標としていたし、退院時にはまだ痛みを訴えていた。術後三カ月以上、経過していたにもかかわらずだ。

その症例に対し、今なら違うアプローチができる。「骨はもうくっついています。今ある痛みは何が原因だと思いますか？」「この痛みは時間の経過とともに改善していくと思いますか？」など、その痛みに関して患者自身がどのように考えているかを尋ねることで、患者の認知の癖や、現在の身体に関する認知のずれ（骨はくっついているが、それでも痛みがある）について知ることができる。驕るわけではないが、今の私であればもっと改善ができたのではないかと思う。

このように、セラピストは多くの苦い経験を繰り返し、今できる最善の治療を提供する職業であり、昨日より今日、今日より明日と前進する必要がある。

患者が生きる世界を知りたい

患者に自分のことを語らせるためには、セラピスト側に「患者の生きる世界を知りたい」という欲求がなければ意味を成さない。

患者は会話において、セラピストがどのような理由で聞いているか、自分が話している内容をど

う捉えているかを敏感に感じ取っている。そのため、セラピストが何気なく聞いただけでは本音を語ってくれない。加えて、セラピストが患者の話す内容をリハビリに活かしていきたいという強い欲求がなければ、患者と、そして患者の話している内容はただの会話で終わってしまう。

セラピストが患者の生きている世界を本当に知りたいと思っていなければ、患者は語ることに対して意味をもたせることができないのである。

原因不明の慢性疼痛に悩む患者は今、この瞬間をどのように感じ、生きているのか。高次脳機能障害を有する患者は、何を思い、何を考え、今を生きているのか。

患者の生きる世界はその当事者にしか分からず、我々セラピストは共感することも経験することも困難である。だからこそ、患者がどのような世界を生きているのかを知るために患者の語る一人称に耳を傾け、それが臨床とどうリンクしてくるのかを考えて治療に活かしていく必要がある。では一体、臨床現場でどのように会話し、患者の一人称を改善に向けてどう活かしていけばいいのか——。

本書の重点はここにある。

患者が使用した言葉から「もしかしたらこうなんじゃないか。こうすればいいんじゃないか」という病態理解と治療方針のきっかけを得た私自身の経験を、できるだけ詳細に記述していこうと思う。

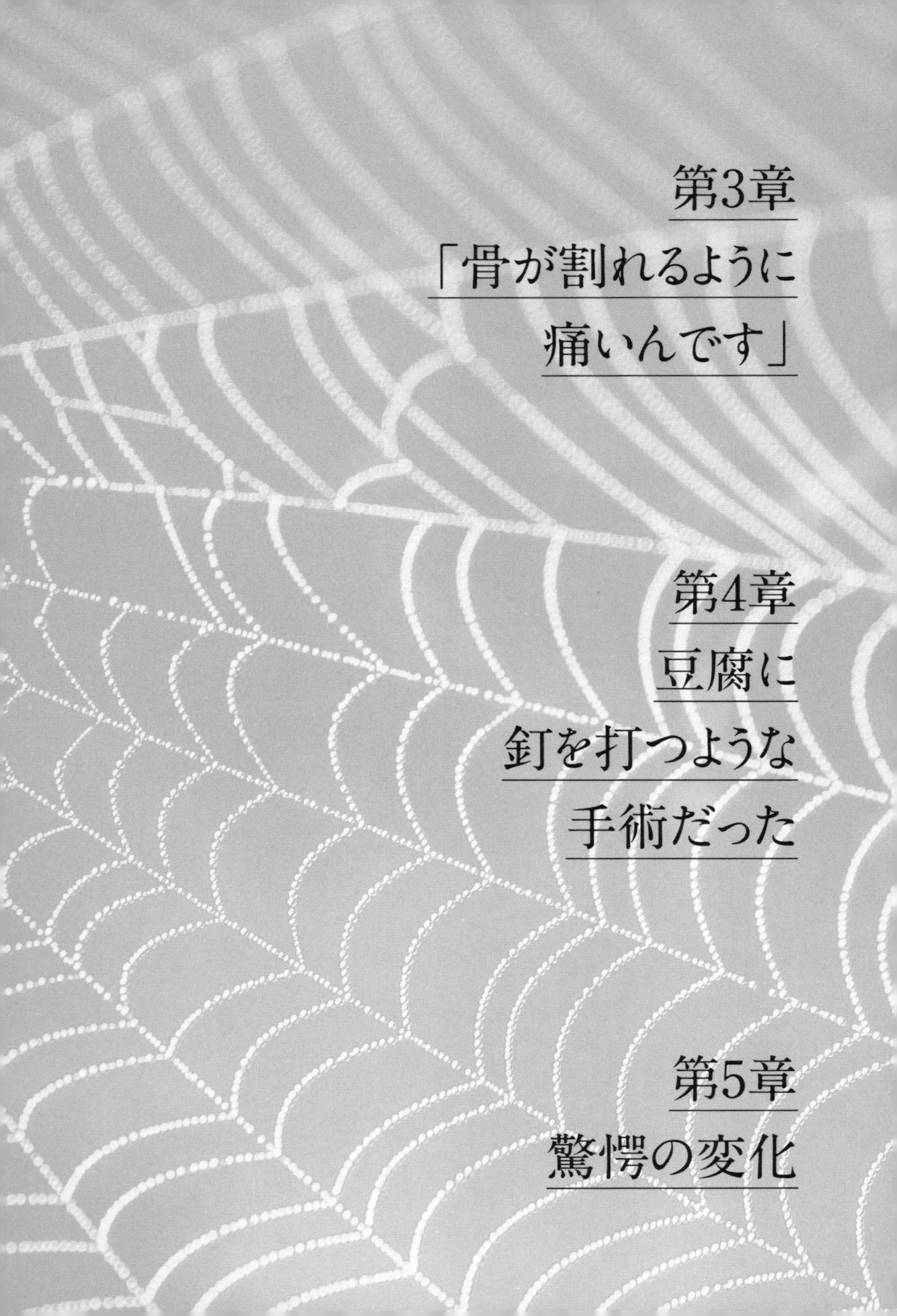

第3章
「骨が割れるように痛いんです」

第4章
豆腐に釘を打つような手術だった

第5章
驚愕の変化

Ⅱ 患者が生きている世界 1《痛み編》

第3章 「骨が割れるように痛いんです」

痛みの管理

1 痛みとは一体、何か？

私は幼い頃から頭痛もちで、小学生の頃は特に悩まされていた。ある時、休み時間にいつも通り校庭で遊んでいると、突然、頭痛を感じた。すぐに保健室に行くが収まらず、早退。両親は共働きで不在だったため、いったん、友人の家で休ませてもらうことになった。そこでつい私は寝てしまったのだが、一時間ほど眠り、親が迎えに来てくれた頃には、驚くことに頭痛は消失していた。

親は、「昨日は遅くまで起きていたから寝不足だったんじゃないの？」と言っていた。それよりも私にとって重要だったのは、いつも感じていた頭痛が眠ったら治ったという経験だった。これは、その頃から二〇年以上経った今でも同じであり、頭痛を感じた時は眠るようにしているほどである。

慢性的に感じていた痛みを管理できることは、二〇年以上も忘れられないほど、人にとって重要な出来事なのだろう。それからも私は頻繁に生じる頭痛に悩まされていたが、眠れば治ると知っていることで精神的にとても楽になり、実際、眠ることでほとんどが改善していた。

しかし社会人になってすぐの頃、一週間程度頭痛が継続した時があり、それは今までに経験したことがないほどの痛みだった。その頃には薬を飲むことで頭痛をコントロールできていたが、この時の痛みは薬を飲んでも眠っても全く改善されなかった。さすがに不安になった私は病院で検査を受けたのだが、そこで不思議な経験をすることになる。

医師の問診を待っている時は依然としてひどい痛みを感じていたのだが、問診が終わって検査を待っていると徐々に痛みが軽減してきた。そして検査が終わり、医師から検査結果を聞いた頃には痛みは消失していた。この経験は今でも不思議に感じている。

おそらく医師の問診が影響しているのだろうと思うが、具体的にどんな会話をしたのかは覚えていないくらい印象が薄い。かろうじて覚えているのは、CT検査を行なってもらう前に、医師から「大丈夫だと思うけど、一応、CTを撮っておく?」と言われたことくらいである。

これらの経験から私が言いたいのは、次の二点である。

①痛みを管理できると、生活の質を著しく向上させることができる
②痛みは器質的な問題だけではなく、心理的な問題も多く含んでいる

自分自身の経験から学んだこの二点は、私が理学療法士になり、リハビリを行なっていく時にも重要なものとなった。特に慢性痛に対するリハビリにおいてこの二点は特に重要である。痛みを予防することと同じくらい、痛みを管理することは当事者にとって非常に大切なのである。

我々人間は様々な痛みを経験している。しかし、そのせいで何もできなくなり、日常生活を送れなくなるほどの痛みを経験したことがある人は少ないのではないだろうか。

痛みの程度や予後には、次の要因が大切になると考えている。

①今まで経験したことがあるか ⇩ 初めて経験する痛みは強い恐怖心を伴う
②痛みの原因は明確か ⇩ 原因の分からない痛みは常に不安を伴う
③痛みの経過はどうか ⇩ 痛くない時があったのかどうかは、生活内における痛みに対する認識を変化させる

この三つは、長期的に継続してしまう痛みにおいて、心理的な要因として大きな影響力をもっている。もし突然、起きていられないほどの痛みを感じたら……もしその痛みが今まで経験したことがないほどの強い痛みだったら……これらは想像することさえ御免被りたいことではないだろうか。

本章では、難治性疼痛と言われる線維筋痛症と診断された患者とのリハビリについて記していく。原因不明の慢性痛をもつ患者とのやり取り、訓練の考え方、教育的側面など様々な視点から考えていこうと思う。

痛みの経験は患者に何をもたらすか

線維筋痛症は、原因不明の痛みが身体の様々な部位に生じる疾患である。線維筋痛症に限らず、

慢性痛は原因がはっきりしない痛みであり、患者に様々な影響を及ぼしていく。

影響を及ぼしていく要因として、次のようなことが考えられる。

①長期的に身体に痛みを感じている
②痛みの原因が不明確である
③痛みの管理が難しく、いつ痛みが強くなるか常に不安を感じている
④「精神面の問題（気にしすぎ）」と言われた経験がある人が圧倒的に多い

本章の患者においても、これらの要因の影響がみられた。

本患者の場合、痛みの始まりは突然で、頭頚部の後ろ側に電気が走るような痛みを感じたことであった。発症した原因不明の痛みについて、患者は「死ぬのではないかと思うほどだった」と話してくれた。痛みは徐々に左肩へと広がっていき、一年という月日を経るなかで患者は痛みのある身体を通して様々な経験をし、同時に、痛みにまつわる様々なエピソードを生み出していった。

そのエピソードは、記憶という曖昧なものとして本人の心に保存され、「痛みがある自分」を作り出していった。この作られた自分は自覚ができないものであり、リハビリを進めていく上でも、生活をする上でも、今の本当の自分を知ることを邪魔する存在である。痛みが長期間続くことで、昔の痛みの記憶は曖昧になり、今までどう変化してきているのか、改善しているのかなどを明確に自覚することができないのである。

この患者とリハビリを開始した時には、頚部の後ろ側に張りを感じ、左肩の運動時痛、左上腕の安静時痛、ひどい時には左前腕・手部にまで痛みが広がることもあった。

予約の話をした時に、初回のリハビリの際に「痛みが発症してから今日までの経過を紙に書いてきていただけませんか？」とお願いした。「簡単なものでいいですから」と伝えていたのだが、提出された文書の内容の緻密さに驚いた。そこには〝いつ〟〝どこが〟〝どれくらい〟痛かったのかが詳細に書かれており、ほぼカルテと言ってよい精度であった【図1】。

この患者は話している時は笑顔も多く、精神的には安定している印象をもった（ただしこれは表面的な印象であったことを後で知るのだが）。また、さらに印象的だったのが、自律神経系の乱れである。異常なほど汗をかいており、体温調節が顕著に苦手であった。

線維筋痛症と診断されたその患者は、痛みが生じてから一年間、様々な病院の様々な診療科をたらいまわしにされていた。「整形外科に行き、心療内科に行き、リウマチ科に行き、藁にもすがるようにして行った最後の病院で線維筋痛症という診断を受けた」と話してくれた。

このようにいくつもの病院に行った経験をもつ患者は、医療に対する不信感をもっていることが少なくない。特にこの患者は整形外科の診察を受けた時に肩関節周囲炎と言われ、無理矢理体を動かされるという経験をしていた。この時にはひどい痛みが生じ、三日間眠れなかった。この経験からか整形外科に対する不信感は特に強かった。この不信感は、自分の痛みの原因が骨や筋肉、関節の問題ではないことへの確信をもたらしてもいた。

線維筋痛症について、現在では少しずつではあるが運動の重要性が言われるようになってきてい

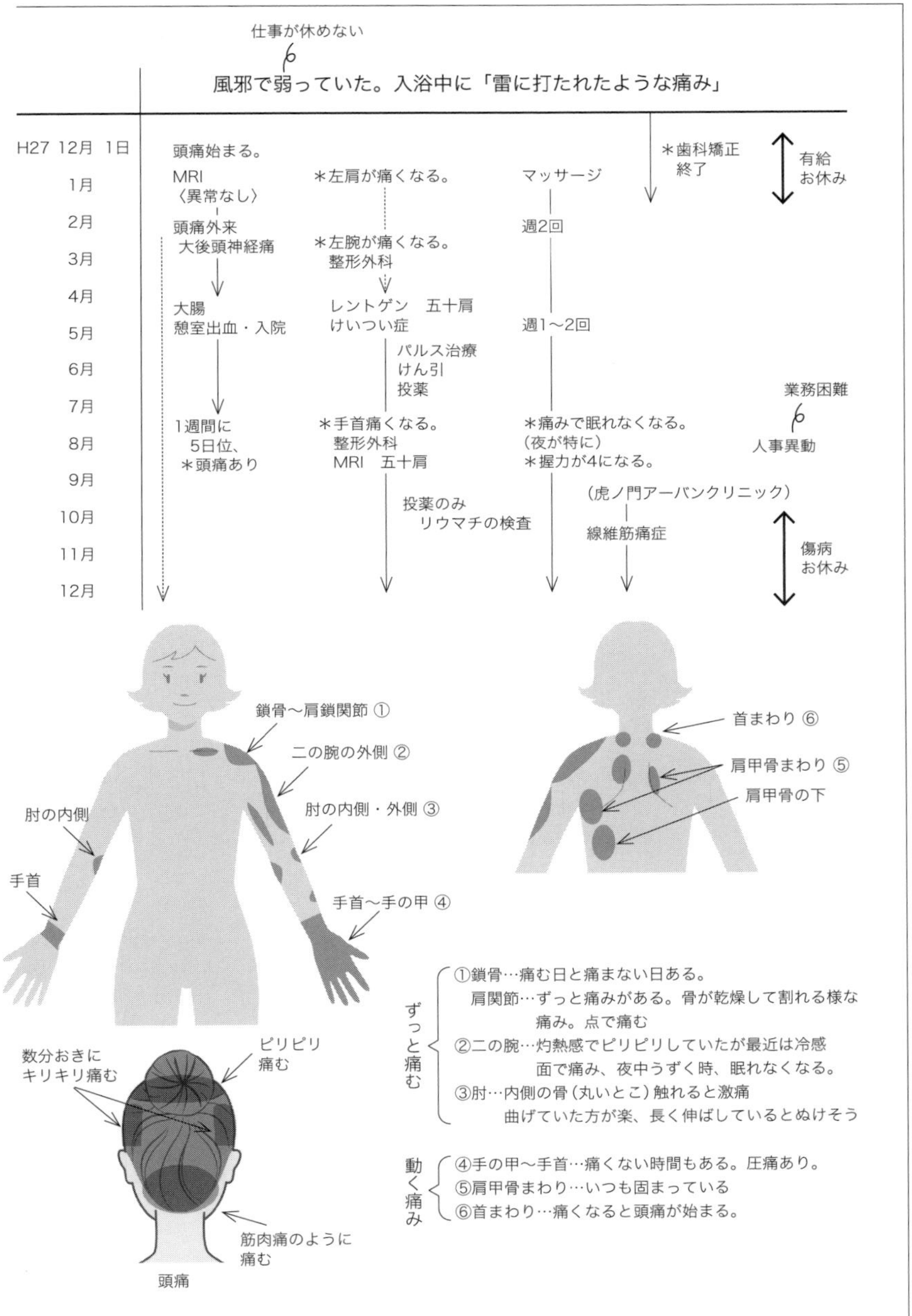

[図1] 患者が書いてきてくれた病歴。日時に関しても詳細に書かれており、患者にとって痛みが日常生活をどれだけ支配しているのかがうかがえる。

る。しかし治療の中心は依然として投薬であることもあり、治療を受けていた本患者の薬に関する知識は一般人の域を超えていた。

「この薬は精神疾患の方が飲む薬です。副作用でめまいが出る人がいるみたいで、私も薬を飲むとフワフワするようなめまいが出るんです」

このように、副作用には特に敏感になっていた。

今、確かに感じている、経験したことのない痛み――。この痛みの原因が不明であることが、患者に大きな不安をもたらしていた。特に、最初に感じた頭部の後ろの痛みがまたいつ来るのかという不安は患者の生活を抑制し、著しく生活の質を低下させていた。外出などの運動に対する不安は特に大きく、買い物などで普段より運動量の多かった日の翌日は、ほぼ確実に寝込んでしまっていたほどであった。

この患者は、精神面が痛みに影響している可能性に関しては受容できており、精神的にストレスがかかった場合に痛みが増強する経験もしていた。この経験がポジティブに働くかネガティブに働くかは、訓練をしていかなければ分からなかった。しかし身体のみに問題があると考えている患者よりは、痛みの原因を一緒に考えていく上で、ポジティブであると私は考えていた。

ここまで記してきたような本患者の特徴を踏まえた上で、リハビリを進めていく必要があった。線維筋痛症に対するリハビリテーションでは、有酸素運動が有効であることしか分かっておらず、加えて、有酸素運動が線維筋痛症の全症例に適応できるかどうかも、まだエビデンスが足りていないのが現状である。

そのため、本患者においては線維筋痛症に対するリハビリというよりも、慢性痛として捉え、慢性痛に対して有効であるとされている患者教育と運動療法の併用を軸に訓練を組み立てていった。

では、ここでの教育的介入とは何か。

その点から話を進めていこう。

2　経験と身体を「語る」――その意味と可能性

慢性痛を有する患者への教育的介入

慢性痛を有する患者とのリハビリにおいて私が重要視しているのが教育的な介入であることは、本書のなかで繰り返し述べてきた。

痛みを慢性的に作り出している脳では、認知することにおいて様々な変化が生じてくる。認知とは、ある刺激や出来事について自分のなかでどのような意味付けを行なうかということである。

同じ刺激や出来事でも、その時の精神状態や環境など様々な要因によって、その意味は変わってくる。例えば、お腹がいっぱいの時に食べ物を見ても「美味しそう」とは思えないが、お腹が空いている時に同じ食べ物を見れば「美味しそう」と思うかもしれない。その時の自分の状態によって食べ物に対する意味付け、つまり認知が変化しているのである。物事に対してポジティブな人やネガティブな人がいるのは、この認知＝意味付けに個人差が大きく関わっているからだと考えることができる。

認知には今までの経験が大きく影響する。痛みの場合、痛みそれ自体が経験となり、それによってネガティブな思考が行なわれやすくなってしまうことが分かっている。

ネガティブな思考のなかでも「カタストロファイジング」と呼ばれる破局的思考がある【図2】。

「自分はこのまま良くならないのではないだろうか」
「この先、良いことなんて私にはないのではないか」

カタストロファイジングでは、こうした鬱症状にも似た非常に重篤な症状が現れてくる。またこの思考は悪循環を引き起こし、自分一人ではそこから抜け出せなくなってしまう。

このような思考を含む様々な特徴を私は「認知の癖」【図3】と呼んでいる。これを患者

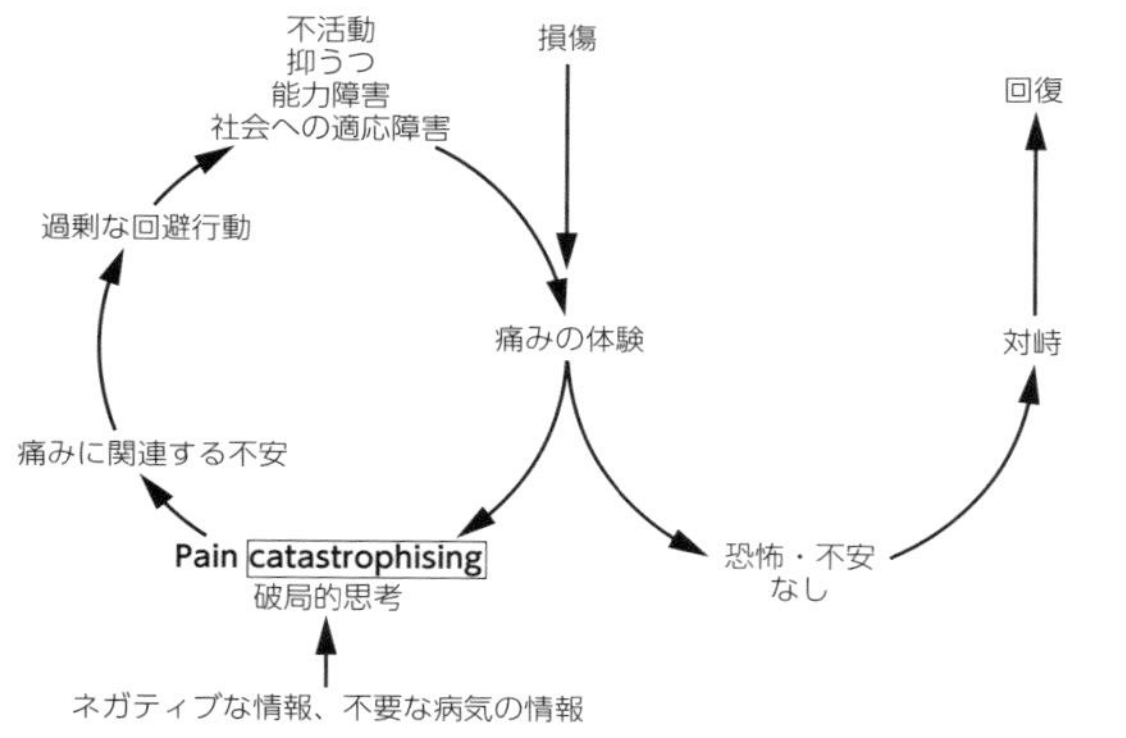

【図2】カタストロファイジングの模式図。痛みを感じることから生じる様々な現象をまとめた図。リハビリはどの場面に介入できるのかを患者と話しながら考えていく。

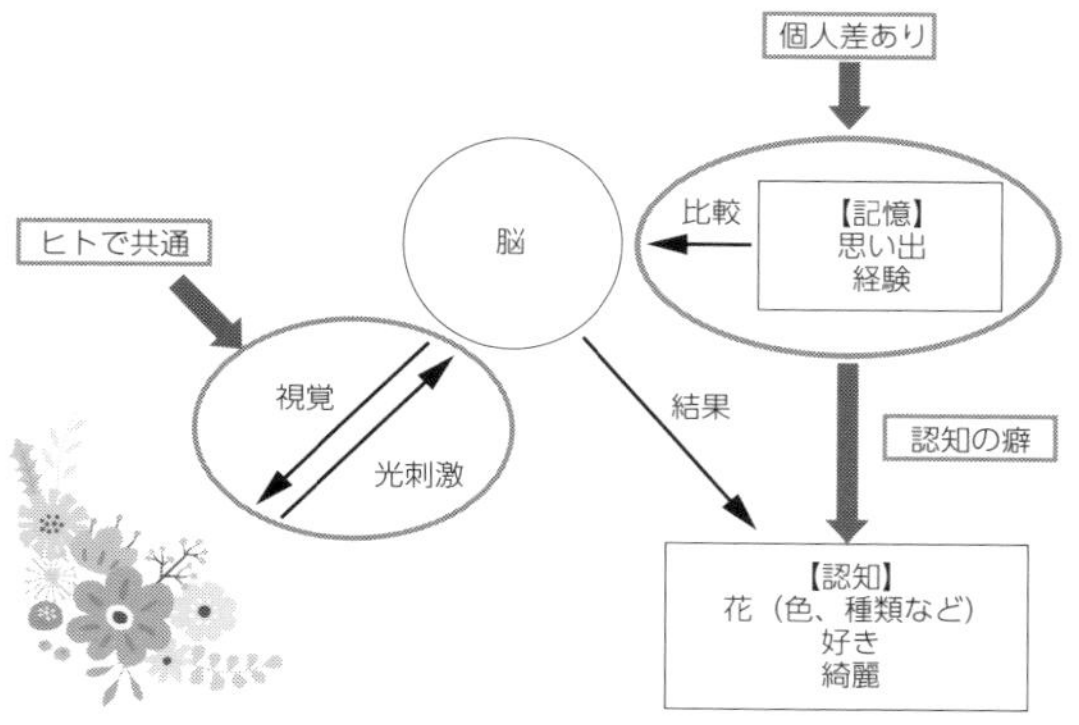

【図3】認知の癖。人はあらゆる刺激を、身体を通して認知している。認知する際には過去の経験や記憶が参照されるため、同じ刺激でも人によって認知は異なり、リハビリにおいてこの「癖」を知ることは重要である。

本人が自覚することは難しく、まだ行なっていない事柄を予測し、イメージすることで導かれた「心配」や「不安」を、あたかも実際に起こった事実のように認識してしまい、事実がどんどんねじ曲がっていってしまう。

何ということもないことでもネガティブに考えてしまう人がいるのは常であることを考えれば（人によっては同じことでも確かに大問題であることもあるが）、情動体験である痛みを長期間感じている人が物事をネガティブに捉えてしまうことを理解するのは難しくない。そのため、痛みの評価や検査を実施するだけでなく、心理面や認知などの側面を十分に評価していった。その上で、患者自身にどのような認知の癖があるのかを伝え、変化させていく方法を教育していく必要があった。この教育的な介入には痛みを管理することも含まれており、痛みが生じる原因、そして患者本人は痛みの原因をどう考えているのかなど、問診を入念に行なっていくことも重要であった。

こうした脳（認知）や心理面における要因がある一方、患者が痛みを感じているのは身体であり、身体が悪いと思うのは患者にとって自然なことである。このことからも、カウンセリングのようにコミュニケーションを取るだけでは不十分である可能性も考えられた。そのため、訓練のなかで他動的であっても身体を動かして、痛みの無い感覚を脳が感じることは患者にとって重要であり、改善していくプロセスには欠かせないことだった。

このことは、運動すれば感覚が生じ、その感覚が次の運動に使用されるといった「知覚―運動ループ」というシステムから考えても重要である。これは同時に、感覚によって脳の中に形作られているとされる、実際の身体とは別のもう一つの身体、「脳の中の身体」を、痛みのある身体から痛みの無い身体に変えていく作業となる。

人の脳の中には、自分の身体が再現されていることが分かっている。つまり、脳の中に実際の身体と同じ位置関係でもう一つの身体があると考えられている。この脳に再現されている身体を本書では「脳の中の身体」【図4】と呼ぶこととする。リハビリの領域ではよく耳にする「ボディ・イメージ」は、この脳の中の身体と関連している。これらは運動、動作、行為を行なうことで随時更新され、実際の身体とリアルタイムでのずれが生じないよう機能するシステムであり、リハビリを行なっていく上で非常に重要な要素となる。

脳の中の身体が痛みを有していると、実際の身体に問題がなくても痛みを感じてしまう可能性がある。これは記憶とも密接に絡んでいるため、過去の経験を聴取することはこの点においても重要なのである。

また、この脳の中の身体が歪んでいたり崩れていたりすることでも痛みが生じる可能性が考えられている。つまり、「実際の身体」と「脳の中の身体」が形や場所、大きさなど様々な要素で一致していなければ、痛みや違和感が生じてしまうのだ。

このように脳（認知）や心理面を考慮した上で患者に何を教え、何を学んでもらうのかをセラピスト側は明確にし、患者にも十分に説明する必要がある。

以上を踏まえ、本患者では「教育的側面」と「身体―認知的側面」の二点を特に考慮してリハビリを進めていった。

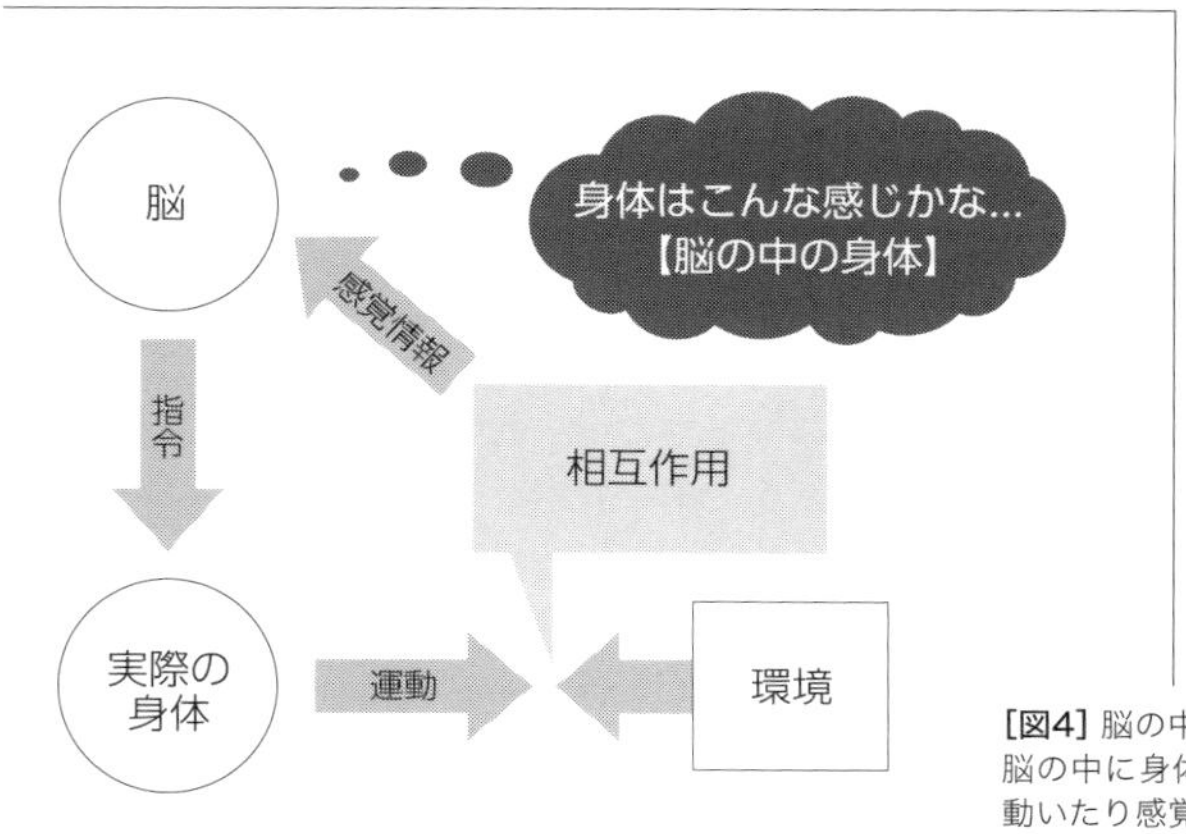

【図4】脳の中の身体。様々な感覚をもとに、脳の中に身体を形作ることで、スムーズに動いたり感覚を正確に感じることができる。

このリハビリにおいては、まず患者が自らの経験や身体に関することを「語る」ことが重要となる。では、こうした自らの経験や身体について語ることは教育面において、また認知面においてどういった意味をもつのか。また、患者の語りをめぐるセラピストとのコミュニケーションにおいて重要なことは何か。次はこの点に触れていきたい。

経験を語ることに対する教育

自分の経験を語ることは、語る人にどのような影響を与えるのだろうか。そもそも「語る」という行為は何なのだろうか。

私たちは人と話す時、相手によって会話の内容や話し方、表情などを無意識に変えているだろう。自分の秘密を打ち明けられる人、当たり障りのない会話で済ませたい人、あるいは口もききたくない人もいるだろう。人に自分のことを語る時には、話している相手が誰なのか、話している時の環境はどのようなものか（ただ友人と話すような状況なのか、発表会のように緊張を伴う環境なのか）によって、内容だけでなく使用する言語も変わってくる。

簡単にまとめると、語ることには次のようなことが関係していると考えられる。

①誰に（初対面の人、知り合い、同僚、友人、親友、家族など）
②何を（内容）
③何のために（目的）

④どこで（環境）

これらすべてが、語る時には常にフィルターとして働いている。問診などでは、患者本人がセラピストに対して本当に話したいことを話せているのかを考える必要がある。

これを前提に、セラピストが患者のもつ痛みを知るために、また、患者に語って欲しいことを話してもらうためにはどうすればいいのか。

そもそも痛みは情動体験である。患者が痛みをどのように経験しているのかは、患者のなかにしか答えはなく、セラピストがそれを知るためには、痛みについて患者本人に語ってもらう必要がある。ただし先述の①～④のフィルターとは別に、痛みの経験を語る時には痛み特有のフィルターがかかっていることに注意しなければならない。

痛みに関する記憶は良い思い出ではなく、慢性痛であれば今現在も痛みに関するつらい経験は続いている。その痛みの経験を語ることは、患者にとって気持ちの良いものではなく、簡単でないことは想像に難くない。

また、人の記憶は古くなればなるほど曖昧になり、内容も脚色されるだろう。そこを正確に、かつ必要なことのみにフォーカスして語ってもらうためには、語ることに対しても教育が必要になってくる。

痛みについて語ることの重要性

患者に語らせる行為は、それ自体が痛みの改善に繋がることがある。その証拠に、慢性痛に対し、カウンセリングの手法を用いて展開される認知行動療法は非常に豊富な成果とエビデンスの蓄積がある。リハビリにおいても患者に語らせる行為は非常に重要であり、患者にとっても痛みの改善の可能性がある意味のある手続きとなる。また、コミュニケーションという観点から考えると、語らせるだけでなく、セラピストの相槌や反応も重要であることを忘れてはならない。

では、理学療法士や作業療法士は、問診や訓練のなかでどのようにして患者に語らせていくことが大切なのだろうか。人は自分のことを語るのは恥ずかしいことだと潜在的に感じている。特に自らの痛みの経験や身体に関して語る時はなおさらである。

そのため、リハビリにおける問診では、回答の幅が広いオープン・クエスチョンではなく、回答の幅が狭く、質問している側（この場合は理学療法士などのセラピスト側）が、ある程度患者の回答をコントロールすることができるクローズド・クエスチョンで展開していくことが重要になってくる。ただし、「はい・いいえ」で回答する質問では語っていることにはならないため、患者が考えて話せるような質問にしなければならない。そのためには、セラピスト側が今の質問で患者の何を知りたいのかを明確にしておかなければならない。例えば、

「痛みはどうですか？」

「今、痛みはありますか？」

これらの質問では、患者が何を回答してくるのか見当がつかず、「はい・いいえ」での回答もあり得る。このような質問ではなく、

「今、感じている痛みはチクチクなどの譬えで言うとどのような痛みですか？」

「朝昼夜などで、痛みにどのような変化がありますか？」

など、セラピストの質問の意図がはっきりしている質問が好ましい。このように質問の内容まで気を付けないと、慢性痛を改善することは難しいのである。

また、別の視点から考えてみる。

痛みを改善する目的でリハビリを受けに来ている患者は、自分の話を聞いて欲しいという欲求をもっているケースが多い。本患者に関しても例外ではなく、痛みの現病歴に関して質問をすると、止めどなく語ってくれたのを今でも覚えている。

傾聴しつつ共感しない

コミュニケーションが大切であることは先述の通りだが、ラポールを形成していく上でも傾聴は重要であり、患者が自主的に話してくれている時は遮ってはならない。

しかし傾聴とはただ聞くことではなく、適度な相槌、つまり共感をすることが含まれていることもすでに述べた通りである。ここは注意が必要なところであり、〝どの程度の深さまで共感するのか〟〝どの話に共感するのか〟など、セラピストは慎重に進めていかなければならない。

痛みは主観的な経験であり、今、本人が感じている痛みを他者が理解することは、本質的にはできない。ここでいう本質とは、本人にしか分からない痛みの〈質〉のことである。痛みによってどのような感情になっているのかは自分の経験から予想することができるが、感覚的な〈どんな痛みなのか〉を理解することはできない。さらに、今の痛みがどれだけつらいのかも、本人にしか分からない。

私は患者の今の立場や心理面に関しては共感し、それを示す。しかし痛みの程度や種類など痛みそのものに関しては、傾聴はしつつも共感はしないようにしている。もし痛みについて共感してしまうと、本当の原因とは異なることを患者が原因だと考えている場合、訓練に支障が出る可能性がある。また、そもそも痛みはその人固有の経験であるため、本当の意味で共感はできないからである。

患者の痛みに対して共感しないことは、私自身のリハビリにおける経験が関係している。

大腿骨を骨折して入院していた患者のリハビリを担当していた時のことである。患者に痛みに関する質問をすると、どのような痛みなのか、どれくらい痛いのかなどを話し、教えてくれた。

その時、私は「それは痛いですね……つらいですよね」と共感しようと努めた。すると、

「あなたに私の痛みの何が分かるの？　私と同じ骨折したことなんてないでしょ？」

と怒られたことがあった。私はこの時の経験から、痛みに対する共感は患者にとってプラスに働かないことも多々存在すると考えている。

ただ、心理的な要因が強く影響する慢性痛においては患者の話を傾聴し、時に同意し、時に共感することの重要性は何度も繰り返している通りであり、医療者という立場を考えても妥当な姿勢であると思う。

では、痛み自体に共感するのではなく、どのようなことに共感していくのが大切なのか。もし、自分が慢性的な痛み、例えば腰痛を長期にわたって抱えていたとして、日常生活や仕事に支障が出

ている時、リハビリの専門家に何を求めるだろうか。

話をしている相手が医師であれば、慢性的に感じている腰痛の原因は何なのか、そして治るのかの回答を求めるだろう。痛みや今の自分の日常生活に対する共感よりも、それらの回答を重要視する。

では、理学療法士や作業療法士に対してはどうだろうか。一般的にリハビリは、運動やマッサージなどの手法を用いて体を良くしていくイメージがある。そのため、患者はどの筋力が足りないのか、自分の姿勢にどこか悪いところはないのかなどを知りたいと考える人が多い傾向にある。さらに、日常生活において何に気を付け、どのような自主トレーニングをすればいいのかも気になるところだろう。

実際、痛みをもつ方のリハビリに介入した時には、これらのことを非常に細かく質問されることが多い。つまり、通常では心理面に対する介入をリハビリに求めることはあまりない。しかし慢性痛においては非常に高い確率で心理面が影響しているため、身体のみに問題があると考えている患者の意見に同意したり、意見をすることは危険である。重要になってくるのは患者との信頼関係に応じたコミュニケーションであり、リハビリにおいて心理面と身体面双方からの介入が大切となることの説明である。時には共感し、時には教育していく柔軟性が求められている。

もちろん、訪れる患者の皆が皆、「リハビリ＝運動」と考えているわけではない。しかしセラピスト側としては、多くの人のリハビリに対するイメージは、運動をすることであると思っていた方が良い。すると患者とのコミュニケーション・エラーが生じにくく、ラポール形成にポジティブに働く可能性が高くなる。つまり、リハビリに対して患者が求める共感は、

「私が今、身体が痛いこと、先生なら分かってくれますよね？」
「動かしたら痛いの、分かってくれますよね？」
など、自分が今、痛みを感じていること自体への共感であることが多い。どれだけつらいのか、どんな痛みなのかに共感するには、信頼関係が必要になる。

ここまで述べてきたように、痛みを有する患者のリハビリでは、患者とセラピストによるコミュニケーションが非常に重要な役割をもつ。痛みは情動的体験であり、その経験をしている患者の声を聞くことが大切であり、セラピストはその内容や方法を非常に慎重に考えていく必要がある。

人と人の関わりが臨床のベースになっていることをセラピストは忘れてはならない。

3　患者の認知を探る

常に痛みのことを考えて生きてきた……

リハビリにおける患者とのコミュニケーションの重要性や患者が語ることの意味、注意する点について私の思うところを紹介してきた。

患者が痛みについて語った時、その内容からセラピストは何を考えていけるだろうか。

「なぜその内容なのか？」「なぜその言葉を選択したのか？」ここまで深く考えてやっと、隠されたヒントがつかめるかもしれない。そして患者の使用する言葉が変化したことに気付くことができれば、患者の変化そのものに気付けるかもしれない。

では、冒頭で紹介した線維筋痛症と診断された患者と私のコミュニケーション、患者自身が語った内容とは、どのようなものだったのか。そして私は何を考えていったのか。

以下ではそれを記していく。

今回の患者の痛みは、突然、頭部の後ろから頸部にかけて電気が走るような痛みを感じたことが始まりだった。ただしこの出来事からすでに一年を経過しており、どれだけ信憑性があるか分からなかったため、傾聴にとどめた。これも先述の通り、痛みの記憶は脚色されやすく、どれくらい痛かったのか、どのような痛みだったのかなどが曖昧だからである。

痛みに関する一年間の経過を語ってもらっている間、私は、「この方はこの一年間、常に痛みのことを考えて生きてきたんだな」と感じた。朝起きたら痛みがあるかどうか、いつもより強くないかどうかを確認する毎日。非常につらい生活であることは想像がついた。ただ、これを口に出してはいけない。あくまで私の感想であり、患者に話すことではないからである。

もう一つ気になったのは、ずっと左の上腕部分をさすっていたことである。この理由は後に分かるのだが、非常に印象的であった。

最初に痛みを感じた時から一年を経て、痛みは様々な点で変化していった。では一年経った時点でこの患者は自身の痛みをどう捉え、認知しているのか。

その内容で重要な点を、患者の語った言葉そのままで記していく。

①「最初に感じた首の痛みは、今はもうありません。その代わり、左の肩が痛くて、ひどい時は

左のこの辺（左の上腕部分をさすりながら）が、骨が割れるような感じで痛みます。なので、腕があるかどうか確認したくて気付いたら触ってしまうんです。あと、右の腕も痛むことがあります。あと肩甲骨の辺りも時々……」

②「整形外科に行った時に、四十肩（肩関節周囲炎）と言われました。でもレントゲンは問題ないと言われて……最終的には無理矢理動かされて、三日は熱が出て寝込んでしまいました。四十肩ではないと思います」

③「たくさん動いた翌日は必ずと言っていいほど熱が出て、調子が悪いです」

長い時間、話してもらったので、この他にもいろいろな内容があったが、リハビリを行なっていく上で重要な内容をピックアップしたのがこの三点である。

一つずつ考えていきたい。

「痛みが無いと何だか寂しい、不安になる」

まず①に関して考えていく。

「最初に感じた首の痛みは、今はもうありません」

これに関してはポジティブに捉えてよいと思う。ただ、「良くなった」というニュアンスではなく、「でも今は……」のニュアンスだったため、最初に感じた痛みが無いことに対しては「良かったですね」などの共感はせずに傾聴した。

「その代わり、左の肩が痛くて、ひどい時は左のこの辺（左の上腕部分をさすりながら）**が、骨が割れるような感じで痛みます」**

この話は非常に興味深い。基本的にはこの左肩の痛みがメインである可能性が高いが、日によっては左上肢全体だけでなく、反対側の肩や腕にまで痛みが広がると話している。これは慢性痛特有の症状で、痛みが限局化されず、日によって痛みの属性（位置や範囲）が変化してしまうことを示しているが、上肢の痛みにおいて反対側まで痛みが広がる患者には、私自身、初めて出会った。また、痛みの表現が独特である。「骨が割れるように痛い」と表現しており、なぜこの表現を使ったのかを考える必要がある。

まず、骨が割れる経験は本人もしたことが無い。私ももちろん、無い。骨が割れるという譬えは、腕の奥が痛むことから来ていると話してくれた。痛みがある時に腕に触れても痛みの場所が分からない。つまり、触れることができない奥深くに痛みの原因があると考えていることが言葉から読み取れる。また、骨が〈折れる〉ではなく〈割れる〉という表現に関しては「骨のさらに内側から破裂するような感じだ」と教えてくれた。もちろん、本人は骨が破裂した経験などしたことは無い。つまり、自分の手では届かない、今まで経験したことの無い痛みという〈イメージ〉なのである。

これらのことから、左の上腕の痛みに関しては〈ひどい痛み〉であることしか分からず、なぜ痛いのか、どこが痛いのかなどの詳細は全く分かっていないことが理解できる。本患者のリハビリにおいて、痛みに対する意味付け、つまり痛みの原因を患者に対して教育していくことが重要であると、私は考えた。

「なので、腕があるかどうか確認したくて気付いたら触ってしまうんです」

この表現も非常に興味深いが、なかなかに理解に苦しんだ。意味を尋ねると、「腕が割れて、無くなってしまったのではないかと心配で確認したいんです」と患者は教えてくれたが、これは会話の流れのなかで思いついたような発言であるように感じられた。というのも、腕の触り方が触れて存在を確かめるというより、腕を押して痛みの存在を確かめているように見えたからである。

本患者においては、身体のあらゆる箇所を押して痛みがあるかどうかを確かめる傾向があり、健常人でも押すと痛い場所を押して、ここが痛むと訴えてくることが多々あった。

人には身体所有感というものがある。これは、「この身体が誰でもない私の身体である」という感覚そのものである。通常は「自分が体を見ている感覚（視覚）」と「触れている・動いているなどの体性感覚」が一致することが身体所有感の更新・獲得において重要な役割を果たすと考えられており、例えば手を目で見ながら触れた時に、手に触れた感じがあれば、〈今、見ている手が自分のものだ〉と認識することができる。

しかしこの患者においては、自分の身体、特に上肢には痛みを感じており、痛みがあるこの身体こそ自分の身体であると思っている可能性があった。先ほど書いた通り、通常は触れているなどの体性感覚が身体所有感では重要な役割をもつのだが、本患者においては痛みという感覚が、この身体が自分の身体であると認識する上で重要な役割を果たしてしまっていた（あくまで可能性ではあるが）。慢性痛患者にはよくみられるが、痛みがあることに意味が生まれてしまうのである。これに関しては、患者から「痛みが無いと何だか寂しい、不安になる」という話を聞いたことがあった。

ここまで考えてくると、痛みの存在を確認することと腕の存在を確認することが、本患者においてはほとんど同じ意味となってしまっていると考えることができる。ただ「触れる」でも、患者の思考によってはここまで意味が変わってきてしまうのである。

よって、この患者のリハビリにおいては〈触れること〉と〈触れられること〉から何を考えればよいのかを教育していくことで「脳の中の身体」を更新していく必要があった。健常人では当たり前の、柔らかい、重い、また感覚から生じる気持ち良いなどの感情は体性感覚と記憶をもとに認知される。これらを知るための認知が痛みによって阻害されているのであれば、この点から再教育していく必要がある。

また、本患者は次のように話していた。

「あと、右の腕も痛むことがあります。あと肩甲骨の辺りも時々……」

反対側の腕や背部に痛みがあるという訴えだが、この患者の痛みの特徴の一つは、痛みが広がることであった。「左肩から肩甲骨へ広がる」「左肩から反対の腕に広がる」と本人も表現していた。痛みの原因が分からず、痛みの場所が限局できていないため、痛みは広がりをみせるのではないだろうか。

①から、痛みによる脳の変化に関連して、次のような仮説が成り立つ。

患者は慢性的に痛みを感じてきたことによって、痛みという感覚が自分にとって大切な感覚であると認識してしまっている。これは、痛みを感じることで自分の身体を認識していることからも分かる。これにより、本来ならば触れる・動くなどの体性感覚が担うべき役割を痛みが担ってしまっており、そのため、自分の身体を正しく認識することができていないのではないか。

運動に対する強い恐怖感

続いて②の内容を考えていく。すでに少し触れたが、詳細に考えていこう。

「整形外科に行った時に、四十肩（肩関節周囲炎）と言われました。でもレントゲンは問題ないと言われて……最終的には無理矢理動かされて、三日間は熱が出て寝込んでしまいました。四十肩ではないと思います」

まず分かるのは、整形外科に対する不信感が前面に出ている内容であることだ。この話の他にも病院をたらいまわしにされたなど、医療に対する不信感を感じさせるフレーズが出てきていた。そのなかでも、整形外科に対しては不信感が特に顕著であったため、先ほどの①でも出てきたが、痛みの原因を説明していく時に、骨や筋を原因として説明をしていくことは避けるべきだと考えられた。

翌日より発熱したことに関しては、次の③と合わせて考えていく。

「たくさん動いた翌日は必ずと言っていいほど熱が出て、調子が悪いです」

②でも出てきた発熱だが、③ではその内容がもう少し明確になっている。「普段よりも運動量が多かった翌日には」という表現を使っており、運動することと体調不良（ここでは発熱が主）とが明確に関係があると患者本人は考えている。

また②で話していた発熱は、無理矢理動かされたことと関係していると表現しており、②の話から、発熱の原因は〈強い痛みを感じた〉こと、もしくは〈非常に嫌なことをされストレスがかかった〉ことが考えられる。つまり、日常よりも多い運動量、強い痛み、心理的なストレスが翌日以降の体調に影響する可能性を話しているのである。

慢性痛においては、運動に対する恐怖感が問題になることが多い。運動をすると痛みが強くなると考えており、その結果、動かないように生活をする方法をとる。しかし動かなければ血液循環が悪くなるなどの悪影響が生じ、再度痛みを誘発する悪循環が生じてしまう。これにはカタストロファイジング（44ページ【図2】参照）が影響している。

これとは別に、調子が良い時にいろんなことをしてしまおうとして、生活内での運動量の〈ペーシング〉が難しくなるケースも少なくない。調子が悪い時に最低限の活動量を確保することも大切だが、調子が良い時に動きすぎないようにするペーシングを指導することも大切になってくる。

では、本患者はどうか。「たくさん動いた翌日には」と話しており、動きすぎてしまう日があることが分かる。つまりペーシングができていない可能性が高い。また、たくさん動く、または痛みのある左肩を動かすと強い痛みを感じ、体調が悪くなることも話している。運動に対して、恐怖感まではないかもしれないがネガティブ・イメージをもっている可能性は高い。

以上のように、患者の話している内容から、本患者が痛み・活動量・運動の関係性に対してどのような認識をもっているのか、仮説を立てることができた。これらの仮説に加え、運動に対する恐怖感の検査や一週間の活動量の把握、身体に関する評価（詳細は後述）を行なうことで、患者の痛みに関する状態を把握していった。

運動に対しては強い恐怖感をもっており、特に運動と痛みには強い関係があると考えていたため、これに関する検査を行なった。この検査には「タンパ運動恐怖症スケール」（Tampa Scale for Kinesiophobia：TSK）を用いた。結果は、カットオフ値を上回り、運動に対する恐怖感が示唆された。一週間の活動量については、歩数計で一週間計測してもらったところ最も大きな差は八〇〇〇歩ほどだった。少ない時は三桁の日もあり、少ない日の活動量を増やしていくことと同時に、一万歩近く歩いてしまう日の活動量をコントロールするような教育も必要であった。

4 「それは脳が驚いているんですよ！」

刻々と変化する患者の痛みと様々な認知

痛みのある肩を動かすことに対する強い不安と恐怖感、日々の活動量のペーシングの難しさがある患者であったが、身体に関しても様々な特徴がみられていた。特に、体に生じた感覚を詳しく知っていく過程に関して問題がみられ、私が患者の身体に触れた時にどこに触れているのか、また私が関節を動かした時にどこの関節が動いているのかが顕著に分からなくなっていた。

さらに詳しくみていくと、左上肢の深部覚（どこの関節が、どの方向に、どれくらいの距離、どれくらいの速度で動いているか）に関しては、肩・肘・手首・指すべてにおいて分かりにくくなっていた。これは第5章で詳述するが、長い期間、痛みを感じていたことによる脳の変化が原因と考えられる。つまり、左上肢の関節が動いたことで感じる感覚に注意を向けて、細かく考えていく能力が低下していたと考えられた。そのため、運動をしても正しく認識できず、本来は体性感覚によって行なわれる、痛くない動き方の再学習や自分で動作を修正することが難しくなっていた。

患者は、自分で左の上肢を動かす（自動運動）と痛むのではないかという予測から、動く前から全身に緊張が入ってしまい、癖のある動かし方をしてしまう。そのためリハビリでは、まずセラピストである私が動かし（他動運動）、感覚をどうすれば細かく知っていけるのかを整理していく。今、どこの関節が動いているのか、どれくらい動いたように感じるのかなどを閉眼した状態で聞いていき、目で見て確認する作業を行なっていった。すると、訓練を行なう前は「肘を曲げると肩が痛む」と言っていた患者が、肩や肘が動いている感じが分かってくると、痛み無く肘を動かすことができるようになり、上肢全体の動きがスムーズになっていった。

このように運動に対する恐怖感が強い場合、まずは運動することを目的とせず、動くことで生じる感覚を丁寧に処理していくことを目的とする。言い換えれば、動くこと・触れること・触れられることで生じる感覚から、自分の身体を知っていく手続きが必要なのだ。例えば〝椅子に座った状態で膝を伸ばすとつま先が上がる感じがする〟〝上を向いた状態で寝ている時に頭を上げると背中がベッドから離れる感じがする〟など、一つずつ整理していくことで、運動に対する恐怖感を軽減していくのである。

そのため、自主トレーニングにおいても「運動してください」ではなく、「動いた時にどんな感じがするのか」に重きを置いた。具体的には、立位で壁に寄りかかり背中を壁にこすらせることで、自分がどのように動いているのかを知るトレーニングから指導した。人は何かに触れながら動いた方が、触れない時よりも自分の動きを細かく知ることができる。これは、自分の身体を知ることへと繋がっていく。身近な例で言えば、目を閉じて片足立ちをした時に、たった一本の指で壁に触れただけでふらつきが激減するのはこれが理由だろう。このことを利用し、壁にこすれる感じを手掛かりとして動きを知っていってもらった。

本患者は左肩に強い痛みを感じており、運動することによってその痛みが強くなると認知していた。そのため、痛みの中心である肩ではなく、肘や手首、時には体幹の感覚に集中する介入から開始することで、まずは肩以外を動かすことへの恐怖感を軽減することを目標とした。そうすることで、痛みの無い身体部位を動かすことで生じるストレスを緩和させ、少しでも楽に活動量を増加させられるのではないかと考えたからである。

またこの時、もう一つ重要だったのは痛みの原因に関する説明である。なぜ痛いのかを患者は知りたがっており、その内容によって私と患者とのラポール形成が決まってくる。

本患者では、前述のように整形外科でつらい経験をしており、本人も筋骨格系の問題ではないと考えている発言が聞かれていた。このことからも、痛みの原因が筋や骨以外にあることの可能性を示す必要があった。そこで、

①訓練でも行なった「脳の中の身体」と「現実の身体」の〝ずれ〟によって痛みが生じている可能性
②心的ストレスと痛みの関係性
③筋骨格系の問題や循環系の不全による痛みの可能性

の三点を示した。③に関しては、痛みの原因は体にもあることをやんわり伝えるために説明をした。するると、予想通り①と②の可能性に関して強い興味を示してきた。その会話の流れから、運動することに集中するのではなく、まずは感覚に集中すること、そして心的ストレスと活動量のペーシングに関しての説明を行なっていった。この会話は患者のなかで非常に「腑に落ちた」ようで、自主トレーニングと活動量の把握の目的で提案した歩数計の常時装着に関して、非常に協力的であった。

二回目の施術の時には笑顔で来所され、この一週間に起こったことを自分から進んで話してくれた。ただ、体調はあまり良くなかったようで、活動量は大きくは変化していなかった。そのなかでも自主トレーニングは無理のない範囲で行なってくれており、前回より身体の知覚に関しては分かるようになっていた。特に、痛みのある左上肢の運動覚に関しては、肩を除く関節でほぼ問題がなくなっていた。

そこで、肩への訓練を少しずつ開始していった。すると想像した通り体性感覚よりも痛みに注意をしてしまい、痛みに関する話が多くなってしまった。この状態では訓練が難航してしまうため、患者には肩の状態を評価したと伝え、その日の肩への訓練は終了した。また、その日の自主トレーニングに「合掌」を追加した。これは両手を組んだ時に、

①右手の握っている感覚と左手の握られている感覚
②左手の握っている感覚と右手の握られている感覚

――という、それぞれの感覚に集中できるようにする練習であり、痛みを感じている左側と痛みの無い右側の身体へ適切に注意を向け、集中する練習である。

そしてこの合掌の自主トレが、患者にある気付きを与えることになった。

左上肢の実感から、著しい変化が起きた

三回目の施術が始まった時、患者があることを話してくれた。

「手を合わせるトレーニングがあったでしょ？　あれをやってて気付いたんだけど、私の左手って痺れてるのね」

この発言で私は、左上肢の体性感覚へ以前よりも注意が向けられるようになってきていることを確信した。まだ、痺れという違和感レベルであり、正確で必要充分な注意とは言えないが……。私はこの時、この痺れに関してポジティブな説明を行なった。「今まで全く気にしていなかった左手に集中し始めたことで脳が驚いている」と話したのだ。実際、その日のリハビリで、手の指の配置に関する内容の訓練（一本一本の指への集中の仕方と、手全体の捉え方を学習してもらうための訓練）を行なうと痺れは消失し、患者の握力はその日だけで五キログラム増加した。本人も喜んでいたが、活動量を過度に増やさないようにペーシングの話をして、その日は終了した。

ここからの患者の変化は著しかった。一度自分の身体について知ると、自律的に多くのことを患者は学んでいった。同時に、寝込むことが無くなり、新しいことに取り組むようになった。そして非常に活動的に生活を送るようになっていった。ただし、ペーシングをすることを忘れずに、であ

る。〝自分の痛みは改善するんだ〟〝自分で何とかできるんだ〟という経験が、破局的な思考から脱却するきっかけになったのだと思っている。

このように、合掌から自分の左上肢を正しく知ることができたことがきっかけで、患者が痛みに対してもたせていた「脳の中の身体を更新する」という役割が本来通りに体性感覚によって行なわれ始め、あらゆる感覚から様々なことを知ることができるようになっていった。触れている場所が分かるようになり、動いている関節を正しく認識することもできるようになった。自分で肩を動かす時も無駄な力が入らなくなり、痛みも感じなくなっていった。これらのことが患者の思考を変化させ、生活の質自体が目にみえて向上していったのである。

この方の目標であった、頭を両手で洗うことや、買い物の時にお米を持って帰るなどのことは痛み無く行なえるようになり、最後には「海外へ留学したい」と笑顔で話してくれた。

痛みがある身体を知る

本症例においては、患者に自ら良い方向へと進んでいけるポテンシャルがあり、その後押しを少しするだけで大きな改善がみられた。そのためリハビリ自体も順調に進み、薬の量も劇的に減らすことができた。その背景には、協力してくれた家族や医師の努力があり、何より痛みがある身体を知ろうとしてくれた患者本人の努力があったことは言うまでもない。

約六カ月間、週に一回のリハビリを継続したが、その間にもつらいことがあり、痛みが順調に改善しなかった時ももちろんあった。そのようななかでも、私を信じてリハビリを行なわせていただいたことは、むしろこちらが感謝すべきことである。

痛みを取り巻く環境には、会社や家族、友人など様々な要因があり、それぞれが複雑に絡み合っている。それらすべてをリハビリの対象にすることは到底できない。セラピストが介入できる範囲は限られており、その限界をセラピストは甘んじて受け入れなければならない。

だが、今回の患者にとって、当人の痛みと真剣に向き合い全力で訓練を試みた私の存在が少しでも今後の人生の助けになったのであれば、セラピストとしてこれ以上の幸せはない。

第4章 豆腐に釘を打つような手術だった

1 患者がセラピストを信頼する時

私がセラピストとして働き始めて三年が経過した頃だった。

当時、私は回復期の病院に勤め、何名かの脳卒中患者と骨折の患者を担当していたが、骨折の患者はそのほとんどが大腿骨頸部骨折ではなく、偶然にも腰椎（背骨の腰の部分）の骨折患者であった。

腰椎圧迫骨折（腰椎がつぶれるような骨折）の治療には、手術を行なう場合と、コルセットなどで固定して経過をみる場合があり、私はそれぞれの患者を担当していたが、リハビリを進めていく上で、それらの患者に共通するある特徴を感じていた。

この二つの治療法の大きな違いは言うまでもなく手術を行なったかどうかであり、手術を行なうことで生じる手術自体の傷の痛みと骨折の痛みが混在する。そのため、手術を行なうか行なわないかで痛みの経過は大きく異なり、リハビリのプロセスも当然異なっていた。まだセラピストとして経験が少なかったこともあり、どちらにせよリハビリが順調に進むことは少なく、難渋することが多かった。

そのような時、私は一人の患者に出会うことになる。

この患者との出会いが、その後の私のセラピスト人生を大きく変化させたと今では感じている。

「私の手術は大手術だったの」

初対面の時、私は本患者に対し、「とても丁寧に話してくれる方だな」という第一印象をもった。挨拶のため初めて病室にうかがった際、患者はコルセットを腰に装着した状態で車椅子に座っていた。挨拶を済ませ、明日からリハビリを行なっていく旨を伝えると、「宜しくお願いします」と丁寧な返事をくださった。


翌日、リハビリのために病室まで迎えに行き、車椅子でリハビリ室へと移動した。ベッドに移り、痛みに関する質問を始めようとした時、

「私はもう歳だから、骨がもうスカスカなのよ。骨粗鬆症っていうの？　だから、骨折して手術の説明を受けている時に、先生から『腰の骨が豆腐のように柔らかく、もしかしたらうまく固定できないかもしれない』と言われたの。後から主人に聞いたのだけれど、手術に八時間もかかったそうよ。無事に手術が終わって、先生から『無事に成功しました。豆腐に釘を打つような手術でした』と言われて、成功して良かったと思ったわ」


患者が突然、話し始めたこの話には医師への感謝の気持ちが含まれており、一度は寝たきりの可能性も示唆された患者が、とりあえずは現状に満足している様子が垣間みえた。

さらに話を聞いていくと、

「それで先生からは、『リハビリで筋肉を十分につけて、たくさん歩く練習をしてください』と言われたの。だから前の病院では毎日、マッサージと筋トレをして歩く練習をしていたわ」

と、リハビリに関する話をしてくれた。

痛みに関して聞いていくと、

「手術で切った所が痛いわ。あとは、三〇分くらい座っていたり同じ姿勢でいたりすると、腰の辺りが痛くなってくるの。まだまだ筋力が足りないのかしらね」

と話してくれた。

急性期でのリハビリの話や痛みに関する話は、他の患者と話していても耳にすることが多い。では、ここまでの話のなかでリハビリに活かしていくことができる要素はあるだろうか。

以下に、考えられることを挙げてみる。

①医師やセラピストの説明から、筋力強化と痛みの軽減を関連付けて考えていること
②手術が簡単ではなく、成功させてくれた医師に信頼感をもっていること
③長時間、同様の姿勢でいることと痛みが何かしら関係があると考えていること
④マッサージや筋トレがリハビリだと考えていること

これらから、まずは患者に対し、現状の身体の状態や痛みに関する説明と、今後のリハビリの流れを説明することが信頼関係を築いていく上で重要であると考えた。

また本患者のようにインテリジェンスが非常に高いケースでは、治療を進めていく上で、リハビリの効果や、骨折し、手術をしたことで自分の身体がどう変化しているのかなど、自分の身体に関して納得してもらいながら先に進めていくことが重要になると考えた。

「いつまでに」と「なぜ」――痛みの説明

まず初めに、痛みに関する説明を行なっていった。

もちろん、入院時にはリハビリに必要な一般的な評価を実施している。その評価結果からも腰部周囲の筋緊張の異常は認められていたが、患者が訴えている痛みの原因は体が動くことで痛みが生じないように力を入れていること（防御性収縮）が主だと考えられた。これは、腰に負担をかけたくない気持ち（体重をかけたくないというイメージ）から必要以上に腰を反った状態で座位を保持していることが影響していると考えられた。

また、手術による傷（手術痕）があることも大きな要因ではあるが傷の経過は順調であり、医師と相談の上、手術の傷による痛みは数日で消失することを患者に説明した。

この痛みに関する説明のなかで意識したのは、

①いつまでに痛みが無くなるのか？
②なぜ痛いのか？

ということである。

人は期待していなかった予想外のことが起きると、ほとんどの場合、不快と感じる。例えば自転車のタイヤがパンクした時、朝の通勤時に電車が止まっていた時、寝坊した時、コップを割ってしまった時など様々なケースが考えられる。人の行動は実際に行動を起こす前から様々なことが予測されており、「いつもと同じ」安心感が崩されることで不安が生じ、その後の行動に影響を及ぼす。

予測が働かないような「初めての経験」の場合、その不安は最高潮に達する。これは多くの人が経験することだろう。何事も初めての時は不安になるものである。つまり、今起こっていること、これから起きることの予測ができるかどうかは、心理的に大きな差を生む。そのため患者に対して、今、感じている痛みがあとどれくらいで治るのか、またそれまでどのような経過を辿るのかを説明することは、患者に痛みの経過を予測させることに繋がり、不安が軽減する。

患者への説明において重要なもう一つの要素は、今、生じている問題の原因を知っているかどうかである。例えば夜に突然、停電になったとする。単にブレーカーが落ちただけならまだよいのだが、そうではなかった時には非常に不安になるのではないだろうか。停電の原因が分からなければ解決ができず、当然、不安になる。

原因が分からないまま電気が復旧しても、また停電してしまうかもしれないという不安が継続する。問題が生じた時、その原因が分かっているかどうかで問題の捉え方は大きく変化する。

よって、今まさに感じている痛みの原因は何かを一つずつ整理しながら説明することも、患者の不安を軽減することに繋がるのである。

「あなたは本当に素直な人。だから信用できたわ」

これらを考慮し、痛みの原因とその見通しを最初に説明した上で、どのようなことをリハビリで行なっていくかを説明した。

初めに、痛みの主原因が腰を反った状態で座っていることと考えられたため、次のような自己身体の認識（骨折し、手術をした今の自分の身体がどうなっているのか）が必要であることを説明した。

まず、骨折や手術によって「脳の中の身体」と「実際の身体」に誤差が生じており（手術中は麻酔により意識がないため、手術前と後では「脳内の身体」がアップデートされず、誤差が生じる）、今後の生活においてその誤差を修正していくことが重要になることを伝えた。

第3章で述べた通り、人の脳の中には実際の身体と同じ配置でもう一つの身体＝「脳の中の身体」が再現されている（46ページ【図4】参照）。これも先述の通りだが、リハビリで言われる「ボディ・イメージ」はこの脳の中の身体と関連するものであり、いずれも運動、動作、行為を行なうことによって随時更新される。実際の身体とリアルタイムでのずれが生じないように機能するこのシステムは、リハビリにおいて極めて重要なそれである。

さらに、この実際の身体と脳の中の身体のずれを修正していくためにはマッサージや筋力トレーニングよりも優先して行なう必要がある訓練に関しても説明した。例えば自分が動かそうとしている関節が正しく動いているのか、自分が思った通りの力が入っているのかなどを確認する訓練である。

しかし本人の要望があればマッサージなどは行なうこと、そして筋力トレーニングに関しては、自分の身体を知っていく訓練によって動かす関節や力の入れ方が分かってくる術後一カ月くらいから開始することも、あわせて説明した。これは患者が話してくれたリハビリに関する話の内容（マッサージや筋力トレーニングが医師より大切と説明されたこと）を尊重し、共感する姿勢をみせる意味も含まれている。これらの説明をした上で、実際の治療へと入っていった。

余談だが、リハビリを開始して二週間ほど経過した時、患者と話しているなかでとても印象的な出来事があった。私が休みの時に代診で入ってもらったセラピストたちの話になった時、「先生以外の人はみんなマッサージを最初にするけど、先生は本当に私が言わない限りマッサージをしないわね」と言うのである。そして「リハビリの先生たちはマッサージのプロじゃないの？」と。

リハビリの手法のなかにマッサージは確かに存在しているため、否定はしない。

しかしその時、私は、

「我々はマッサージのプロではないですよ。患者さんの生活をより豊かにするために、痛みの無い動きを教えて、身体を動きやすくすることが仕事です。ここだけの話ですけど、整骨院の先生たちみたいにセラピストよりマッサージが上手い人なんてたくさんいます。実際、私が敵わないような上手い人をたくさん知っていますから」

と正直に答えた。

私自身は全く裏表を考えずに答えたのだが、この返答が患者のなかに、私自身は思いもしなかった私への信頼感を生み出していたらしい。

この返答を聞いた時の気持ちを、患者は後にこう話してくれた。

「入院した初めの頃、マッサージの話をしたのを覚えてる？　あの時、先生は『自分は敵わない』って言っていたのだけど、『ああ、この先生はとても素直な先生』と思ったわ。リハビリみたいな技術を売りにしている職業で、敵わないなんてなかなか言えるものではないでしょうからね」

私自身、はっとさせられた。正直に答えたことを、この患者はこんなふうに捉えてくれたのかと。同時に、プロであることの自負をもっともたなければならないとも思った。私自身も忘れていた話を何カ月も経った後までずっと覚えていてくれたことにも感動したし、ポジティブに捉えてくれたことも非常に嬉しかった。

さらに患者は、「だから、私は先生を信じようと思ったの」と言ってくれた。何気ない会話から、気付かないうちに信頼関係を深められていた。この患者から私は、臨床における会話の重要性を学んだ。そして今、振り返ると私の臨床はこの患者を境に、明らかに形を変えることができた。

冒頭で書いた通り、当時、私はセラピストとして働き始めてまだ三年であった。しかし患者からすれば何年目かは関係なく私はプロなのであり、自分の身体を治してくれるセラピストなのである。この紛れもない事実を、何気なく交わしている会話のなかでも常に念頭に置かなければならないことを私は学んだ。

2　患者の言葉から「病態」を解釈する

痛みの原因が「腑に落ちる」ように

リハビリが始まってからの一週間は特に、リハビリの目的と効果を丁寧に説明した。急性期で行なってきたリハビリと大きく内容が変わったことや、患者がもっていた〝リハビリは大変なもの、つらいもの〟というリハビリに対するイメージを崩さないよう、そして時に良いイメージへ変えていけるよう使用する言語を選びながら、である。

訓練の重要な点を紹介する。

骨折後や手術後に頻繁にみられるのは、先述の「脳の中の身体」の歪みである。自己身体の再認識は、表在感覚（触れている、圧がかかっている、擦れているなど）・深部感覚（動いている、動きが速いか遅いか、どの方向に動いたのかなど）を使用して自分の身体に集中し、実際の身体を誤差なく感じていくことでこの歪みを正していく訓練である。

例えば、大腿骨頸部骨折（大腿骨の根元の骨折）を代表とする股関節の疾患では足を開くと痛みが生じるために、常に股関節の角度が内転位にあることが多い。この現象は無意識に起こるために、自分の股関節が内転していることは自覚できない場合がほとんどである。そのため、股関節に痛みがあり日常生活のなかで内転していることが多い人の場合、その状態が普通（真ん中）であると認識してしまう。つまり脳の中では開いても閉じてもないが、実際は股関節が内転し、下肢が閉じた状態になってしまっている。これが脳の中の身体と実際の身体の〝ずれ〟であり、このずれが原因で痛みが生じたり、バランス能力の低下に繋がったりしてしまう。

このずれを修正するためには、他動的に動かされた股関節がどのような角度にあるのかを認識していく必要がある。具体的には、セラピストが下肢を内側もしくは外側に動かし、「内側に動きましたか？　それとも外側に動きましたか？」と聞いていく。回答した後に、セラピストは下肢を真ん中へ戻していく。この時、患者に「足が開いても閉じてもない真ん中に来たら教えてください」と指示を出す。患者は自分の身体に集中し、股関節の深部感覚を頼りに真ん中がどこかを考えていく作業が必要になる。これは脳の中の身体が深部感覚によってアップデートされることが可能である特性を利用した訓練であり、非常に重要である。

この訓練の延長線上には、座位で座骨に対して体幹が前方へ傾いているのか、後方へ傾いているのか、もしくは真上に位置しているのかを知ることへ繋げていきたい狙いがある。自分の座位を知ることは、座っている時に「腰が反っている状態」（骨盤が前傾し、腰は逆方向に弓なりに反っている）のか「後ろに傾いた状態」（骨盤・腰を含めて上半身全体が後ろに傾いている）なのかを知ることができる［写真1・2・3］。腰を反った状態で座位を保持していることによって痛みが生じている本患者においては、痛みの改善を目指していくために非常に重要な要素となる。

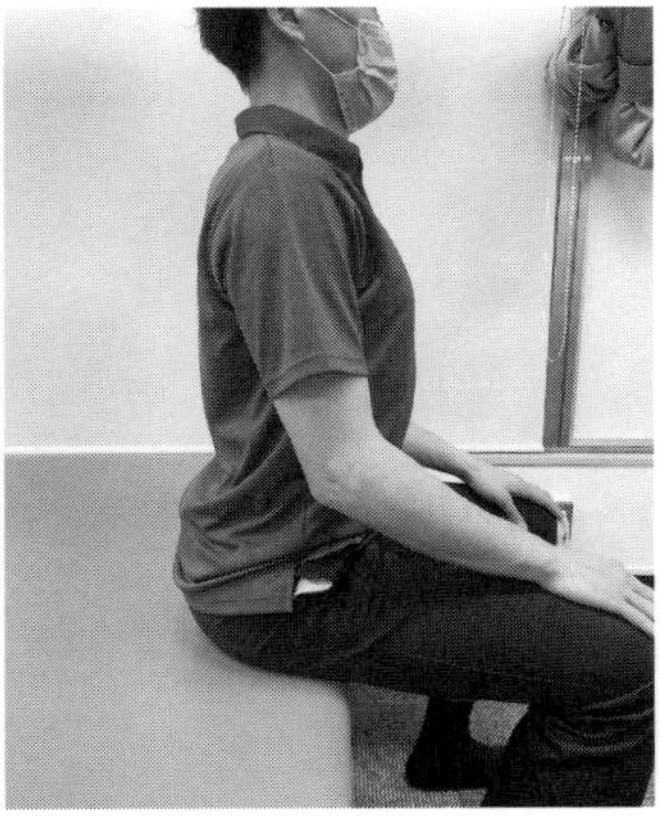

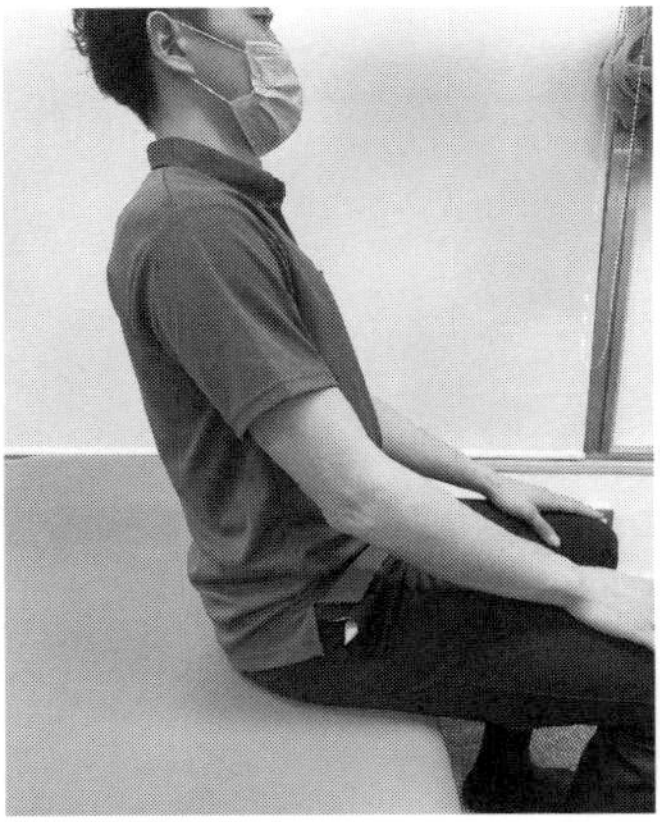

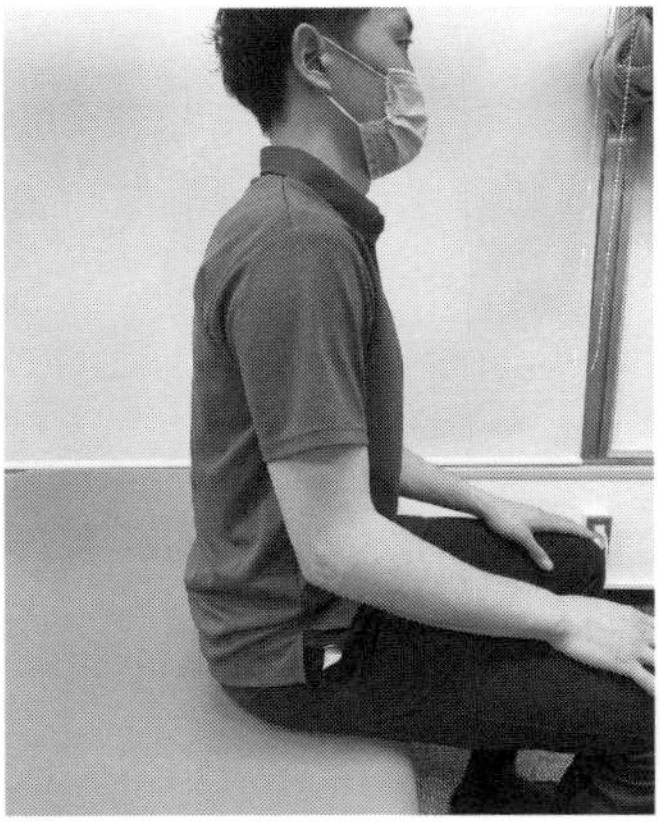

［写真1］骨盤を過度に前傾した座位。
［写真2］上半身全体での後ろへの傾き。
［写真3］楽な座位。

腰を反った状態で姿勢を保持してしまう本患者のような場合、無理に座位で訓練を行なわず、寝た状態から訓練を開始していく。ここでは、寝た状態で自分の身体を認識していく方法や、どこに集中するのかなどのルールを学習していく手続きが初めに必要になる。

このように、身体を認識していくためには、関節が動くこと（どの関節がどの方向にどれくらい動いたのかなど）や、寝ている時には体のどこがベッドに触れているのかなどに注意を向けることができなければならず、座ること自体に集中している状態で訓練を行なったのでは、関節や接触面に集中することは難しい。これらのことからも、寝た状態で訓練を行なう必要性は高い。

背臥位の状態で自分の身体を知っていく作業を進め、自分がいつもどう座っているのかをイメージすることができた上で、自分の座位のどの点が痛みと関係しているのかを教育していく。

この時に重要なのは、セラピストによる説明と訓練を行なった結果、患者が痛みの原因に関して「腑に落ちる」ことである。セラピストが専門的な知識で説明をしただけでは患者は納得がいかないことが多く、この状態では改善がみられにくいからである。痛みを感じているのは科学的には脳であるが、経験的には「身体が痛い」のである。そのため、運動や感覚など、身体と関連付けて患者に説明をしていく必要が出てくる。

また本患者の場合、身体的な問題だけではなく、心理的な要因も複雑に絡んでいるため、身体面・心理面双方へのアプローチが不可欠であった。このことは、ただカウンセリングを行なっても、身体的にアプローチを行なっただけでも、改善はある一定のところで止まってしまう可能性を示唆している。より改善させていくためには、セラピストが説明した「痛みの原因」と「患者の経験」が関係性をもたなければならない。

座位が激変した瞬間

これに続く具体的な訓練内容は、以下のようになる。

自分の座位のイメージができるようになったら、今の自分の座り方は腰に負担がかかる座り方であり、この座位姿勢を三〇分保持すれば、当然、痛みが生じることを患者に理解させ、腑に落ちさせる。そして、もっと腰が楽な状態で座ることができれば、座位保持の時間は自ずと延長するのではないかと考えさせていく。自分の今の姿勢を写真で撮影して見せたり、接触や関節の感覚を使用した訓練のなかで今の自分の身体を知り、その姿勢の何が腰に負担をかけているのか（この場合は腰を反っていること）を理解することで、「自分の姿勢と痛みが関係しているんだな」と腑に落ちていくことを目指していく。

このように様々な感覚とセラピストとのコミュニケーションを使用して自分の今の姿勢と痛みの関係性を知る訓練を行なっている時、患者の座位はあることをきっかけに激変した。

私が患者の前に座り、骨盤を過度に前傾して腰を反っている座位と、腰を反っていない無理のない座位を見せた時の会話である（77ページの**写真1・3**を参照）。

私　「（腰を反りながら）いつもの〇〇さんの座り姿勢はこうですか？　（腰を反らない状態で）それとも、こうですか？」

患者　「たぶん一つ目の座り姿勢だと思います。腰に力を入れていないと腰に負担がかかってしまうし、私の場合は骨がつぶれてしまいそうだから……」

この患者の発言には、手術の後に医師から説明された、自分の腰椎が「豆腐のように柔らかい」という意味が含まれている可能性が高い。そのため、力を入れて腰を反らせておくことで、骨自体に負担がかからないようにしていた（実際は座位になった時点で腰椎に荷重はかかっているが）。患者の話からも、腰椎に負担がかかることを回避するために力を入れていることが腰部に過度な収縮を引き起こし、痛みとなっていることが分かった。

このことを理解してもらうために、私はもう一つの質問をした。

私　「では、先ほどの二つの姿勢はどちらの方が楽そうですか？」

患者　「それはもちろん二つ目です」

「もちろん」という表現は、知識や今までの経験から、腰を反らずに座っている方が楽なことは分かっていたこと（視覚で見た時のみ理解できる可能性は考えられるが）を教えてくれる。しかし、骨折したことや腰椎へ負担をかけたくない思いが今までの経験や記憶を凌駕し、無理をした座位姿勢を作っていたのである。

ここまで分かれば、あとは腰が反っていない状態で座位を保持することが楽であることを経験してもらうだけである。もちろん、この会話に意味が生まれたのは、自己身体の認識の訓練や自分の座位をイメージする訓練を行なっていたからである。そのことを忘れてはならない。

患者に楽な姿勢を経験してもらうために、まずは腰を反った状態の座位姿勢を撮影した写真を見せ、どの辺に力が入っていて大変そうに見えるのか、またそこの力を抜くとどのような感じがしそうなのかを聞いてみた。すると腰部辺りを指し示し、「力を抜くとその辺りが突っ張る」と回答した。この「突っ張る」という回答から、私は皮膚や筋など軟部組織の柔軟性を知覚することが困難になっている可能性があると考えた。

この仮説を検証するために腰部周囲にスポンジを当てて、スポンジの柔らかい感じやスポンジがつぶれていく感じを認識させる訓練を実施した。すると、最初はスポンジが触れていることも分かりにくい状態だったが、徐々にスポンジの柔らかい感じ、硬い感じが分かってきた。この柔らかい感じが分かったことで、自分の皮膚は柔らかいのかどうかが分かってきた。今度は私が直接、皮膚を軽く上下に伸ばしてみると、「私の皮膚はそんなに柔らかいのね」と答えてくれた。この後に自分の座位姿勢をイメージしてもらうと、「今ならいつものように力を入れて座らなくても、突っ張る感じがせずに楽に座れる気がする」と言い始めた。

ここまでの訓練は、すべて寝た状態で行なったなかでのやり取りである。これらの訓練の後、実際に座位になってもらうといつものように腰を反らずに座ることができ、手術後初めて痛みが無く、また楽に座れる瞬間が訪れた。

翌日のリハビリの時、患者は嬉しそうに話してくれた。

「昨日の夕食の時、いつもは痛くなる前に食べなきゃと思って急いで食べていたけれど、ゆっくり食べられたわ。しかも一時間以上座っていても全く痛くならなくて、テレビもみられたの」

この日から、座位保持から立位へ、さらに腰部の動きを含む動作の訓練へと移行していった。

患者の一人称には多くのヒントが隠されている。なぜそう動くのか、なぜそう考えるのか――。

そこには今までの経験や今の感覚がもれなく含まれているため、患者に話させることは非常に有効であり、病態解釈を豊かにする。そこから訓練を柔軟に変更し、患者と相互作用していくことこそ、臨床である。

「リハビリでできたから応用してみたの」

座位が改善してから、患者の活動量はみるみる増加していった。座位時間も増加し、歯磨きを立位で行なうなど、立位で活動する機会も増えていった。痛みが消失し、動くことへの恐怖が減少した結果であった。そんななか、今までは靴を履く時に腰を気にしていた患者が何のためらいもなくスムーズに靴を履いている姿を見て驚いた。

私は「いつからそんなにスムーズに靴が履けるようになったのですか？」と聞いた。すると、

「昨日のリハビリで、横になって足を開くやつやったでしょう？　その動きで腰に痛みが無かったから、靴を履く時に使えないかなと思ったの。先生とのリハビリでできたから自分で応用してみたのよ」

と、満面の笑みで話してくれた。

患者が話してくれた訓練の動きは、背臥位で両膝を立てた状態で片側ずつ足を開いた時に、反対側の下肢がふらつかないようにするものであった【写真4・5】。

最初の頃は、この動きの時に大腿部外側から腰部にかけて突っ張るような痛みを訴えていた。この訓練はバランス能力を向上する目的で実施していたが、動かしていない側の下肢がふらつかない

ようにするためには、両側の下肢に集中する必要がある。そのため、動いていない側の下肢がふらつかないように集中するよう指導した。その結果、痛みが出ないかどうか不安なため動かす時に必要以上に力が入ってしまっていた状態から解放され、本患者の言う「昨日のリハビリ」の時には痛みが消失していたのである。

また、この訓練時には、足を開いていく時には股関節が動いていることを認識させており、患者は「訓練を始めた当初は腰が動いていると思っていた」と驚いていた。この気付きは、腰椎を骨折した本患者においては骨折部位以外の関節による運動であることを知ることに繋がり、余分な力が入らなくなったことで股関節の緊張をコントロールでき、痛み無くスムーズに動かせることに繋がったと考えられる。

話を戻そう。

このケースのような、訓練内容を日常生活へ汎化させるリハビリには通常、非常に多くの壁が存在している。リハビリ室ではできたのに病棟

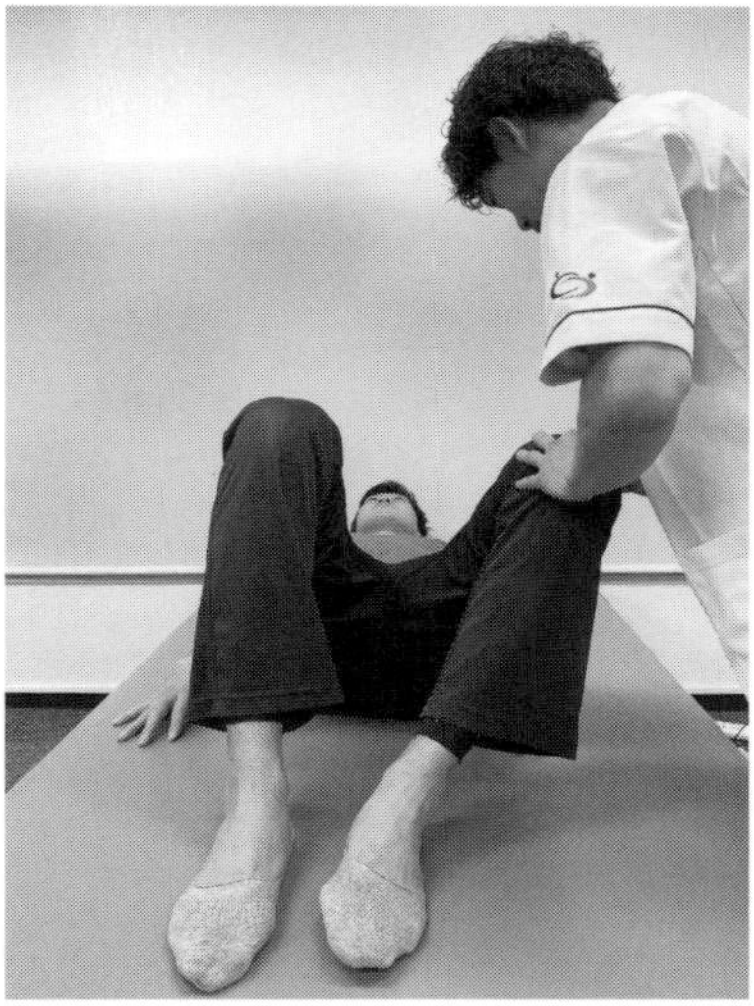

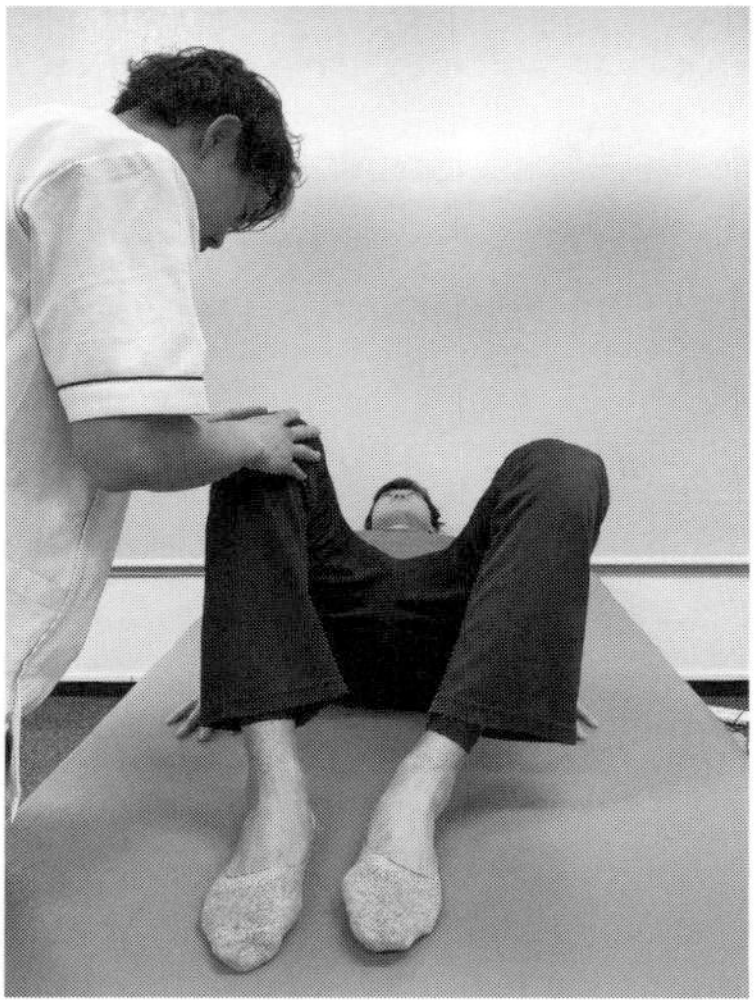

[写真4] 左足をセラピストが開いていき、右足は自分でふらつかないように止めておく訓練。

[写真5] 左足を自分で開き、右足をセラピストが止めておく訓練。この訓練の後、両足とも自分で行なってもらう。

へ帰るとできなくなってしまう現象は、セラピストであれば誰しもが経験することではないだろうか。リハビリ室と病棟の間で生じるのであれば、病院と自宅のように大きく異なる環境では、必ずと言っていいほどできることとできないことに大きな差が生じることは容易に想像がつく。

訓練でできたことを日常生活に汎化させるためにはいくつかの大切な点があると私は考えている。そのなかでも本患者が汎化させることができた理由として次の二点を記しておきたい。

一つは、訓練の内容を十分に理解することである。リハビリの目的や必要性を患者側が理解できていなければ学習が生じず、日常生活のなかでリハビリの内容を応用することは到底できない。本患者の場合には訓練を進めていく上で説明し、腑に落とさせることに重きを置き、自分の身体を知ることの重要性を患者が理解していたため、訓練時に痛み無くできた動きが日常生活のどの動きと似ているかを自分で考えることができ、実行してくれた。

もう一つは、日常生活において、自分が行為をどのように行なっているのかを知ることである。例えば立ち上がりをいつもはどう行なっていて、リハビリではどう行なっているのかを比較できなければ学習が生じない。そのため、自分がいつも行なっている方法をイメージできると、日常生活へ汎化させることができるケースは多い。

私自身、患者が日常生活へここまでスムーズに汎化させてくれることを予測できていなかったため非常に驚いたが、訓練の可能性を大いに実感した。それと同時に、患者と話し合いながら訓練を進めていくことの大切さを再認識した出来事でもあった。

3　アプローチの対象は「痛み」ではなく「人」

患者の自立・自律

このケースから教えられたことは、リハビリの最終的な目標は「自立・自律」であることだ。セラピストがいない状況でも高水準のパフォーマンスを発揮でき、生きていくなかで遭遇する問題を自力で解決することができるようになるまで、学習を促していく必要がある。骨折により入院していた患者が退院して自宅に帰り、受傷後に初めて行なう動作や生活環境に出会った時にどうすればうまくいくかを自分で考え、自分の力で解決していかなければならないからである。

この点から考えると、本患者はリハビリの現場でよくみられるリハビリへの依存はなく、セラピストに対し自分の身体や動きに関する疑問を問いかけ、それに対してセラピストが訓練を中心にして回答していく良い関係性が構築できていた。

受傷などで痛みの原因が明確な場合、慢性疼痛にみられる認知の歪み（痛みによって腕の存在を確認するなど。第3章参照）が顕著ではないため、本患者のように自立・自律するまでのプロセスは明確である。しかしこのことを意識して臨床をしていなければ簡単にできることではなく、マッサージなどセラピストの徒手による直接的な介入だけでは不十分である場合が多い。

痛みに関して私が昔から疑問に思っていたことがある。

ＰＴとして働き始めて間もなくの頃、ある患者が退院していった。その患者は回復期に多い骨折である大腿骨頸部骨折の術後、転院してきた患者で、私の担当ではなかったが、偶然、退院の現場に遭遇した。患者が退院するところを見るのは初めてだったためよく覚えている。

その患者はとても明るい表情で「ありがとうございました」と挨拶をしていたが、骨折部位をさすりながら「まだ痛みはありますが、頑張ります」と話し、病院をあとにした。この時、私は受傷から三カ月以上経過し、毎日リハビリを行なったにもかかわらず、まだ痛みが残っているのかと疑問に感じた。

それから間もなく、私も大腿骨頸部骨折の患者を初めて担当したが、退院時までに痛みを完治させることはできなかった。入職して間もなくの時に見たあの患者を思い出し、「ああ、そういうものなのかな」と思ったが、これでは患者が退院した後、痛みに悩まされてしまうことは明白であった。

この時から、骨折部位に関して画像上は問題がないにもかかわらず、なぜ痛みは完治できないのかと考えるようになった。痛みをもつ患者とリハビリを進めていくためには、筋骨格系などの身体的な問題のみを追いかけているだけでは、患者の求める改善まで導けないのではないか、と。

この疑問を解決するためには、痛みをより多角的に捉える必要がある。痛みが「不快な感覚、情動体験」であることをセラピストが理解し、身体的、心理的な問題点があること、また運動学的、教育的な介入が必要であることを知る必要がある。私自身、そのことを知る前と知った後では、患者の改善度に大きな差が生じた。そのきっかけが本患者であった。

さらにもう一つ、疑問があった。

学生の頃、最後の臨床実習に向けて様々な文献を集めていた時、高齢者の骨折に関する多くの文献を目にした。それらの文献のいくつかには、大腿骨頸部骨折を受傷した場合、リハビリの目標は歩行レベルを受傷前から一段階下げたところになる傾向があると書いてあった。つまり、何も使わずに歩けていた人は杖を使用し、杖を使用していた人は車椅子で、といった具合である。その時の私は、転倒して骨折してしまった患者は退院後に再度転倒する危険性が高く、杖を使用した歩行を練習し、習得する必要があるといくつかの文献に書いてあったことを知っていたため納得していた。

臨床実習で実際に大腿骨頸部骨折の患者に関わらせていただいた時も、担当のセラピストから、目標設定をする時に歩行様態に関して同様の指導を受けた。この歩行レベルに関する目標設定はおそらく一般的であり、回復期において杖を購入してもらうのは違和感がないと思う。

しかし、本当にそれでよいのだろうか。大腿骨頸部骨折しかり、腰椎圧迫骨折しかり。そのほとんどは転倒や急な着座などが骨折の原因となる。そのため、骨折後のリハビリでは再度受傷しないように転倒を予防することまでをプログラムに組み込むことが必要になる。そこで杖による歩行が計画に加わるのだが、患者が本当に目指しているのは受傷前と同じ、もしくはさらに上の段階なのではないだろうか。もちろん、リスク面で杖を使用するケースも存在するが、皆がそうではないのも事実である。実際、リハビリによって受傷前の状態より身体機能が改善し、杖を使用せずに退院できたケースもあった。

このように、患者の自立・自律を促していくためには、患者自身との関わりが非常に重要になり、アプローチ対象が「痛み」ではなく「人」であることを考える必要がある。

リハビリをすることで患者の可能性を狭め、自立・自律を妨げていては本末転倒である。

患者の本心

私に様々な気付きを与え、セラピストとして成長させてくれた患者も退院が近付いてきた。介入開始から二カ月経過したこの頃にはコルセットも外れ、痛みの訴えもなく病院内を独歩にて自立していた。セラピストである私としては目標も達成し、持久力面への介入に移っていた。

退院前日、最後のリハビリの時の会話のなかで、私は入院から退院前日までの患者の本当の気持ちと、痛みが改善していくことの感覚、またリハビリが患者にとって人生の一部であることを知らされた。

リハビリが始まってからの一週間は、「本当にこんなことをしていて良くなるのかしら」と思っていたと話してくれた。急性期で行なってきたリハビリの内容や、医師から筋力の増強を言われていたことから、筋力トレーニングを行なわないリハビリに疑問を抱いていたのだ。

しかしその後、その患者は、

「でも体は正直ね。三日くらい経った頃から痛みが減って体も軽くなってきたの。それで動きやすくなって病棟での生活も変わったわ」

と話してくれた。

実際、セラピストの私からみても、その頃から痛みや動きには改善がみられていたが、それまで患者がリハビリの内容に疑問をもっていたことは、この時初めて知った。

回復期では特に、生活の中心はリハビリとなる。一日のうち二～三時間をリハビリに費やし、一回一回の治療の結果が病棟での生活を変化させる。この意識はセラピストも当然もっていなければならないが、患者側もリハビリの結果が生活に影響してくることを意識しているのを痛感した。

回復期に転院してくる整形外科疾患の患者は、多くの方が受傷から一〜二週間、経過している。そこから二カ月前後入院し、リハビリを実施していくわけだが、この時期では急性痛から慢性痛へと移行していく様子が観察される。限局的であった痛みが散在、再現性が低下し、痛みの性質や程度に変化がみられるようになる。これは、身体的な問題が改善してくることに比例して痛みが改善傾向を示さないケースにおいて顕著にみられる。

このような慢性痛へ移行していく一つの要因に、リハビリがある。リハビリで行なう訓練の内容はもちろんだが、そこにはセラピストや看護師、医師などとのコミュニケーションが影響している。特にセラピストとのコミュニケーションは重要であり、痛みの原因、予後、経過と改善実感などは、痛みの改善とＡＤＬ（Activity of Daily Living：日常生活動作）能力の向上には大きな意味をもつ。

具体的に考えていく。

まず回復期における患者の心理状態として考えられるのは、リハビリを行なうことによって日に日に改善していくことへの期待、現在の自分がどのような状態なのかを知りたいという欲求、痛みがある現状への負の感情、予後への不安などである。これらの一部は、医師からのインフォームド・コンセント（説明と同意）が必要であるが、大部分がセラピストとの関わりやセラピストからの説明によって解決すべき事柄である。

以下で、一つずつ今回の患者と照らし合わせて考えてみる。

患者との本当の意味での信頼関係(1)――改善に対する期待

患者は改善するために回復期に転院してくる。そのため、リハビリを行なうことで徐々に改善していくことを期待し、日々リハビリに臨んでいる。

改善の速度感は患者によってまちまちであり、毎回大きく改善することを期待している患者もいれば、少しずつ改善していくことを知っている患者もいる。この改善の速度には、疾患の種類、程度、セラピストの技術などの要因が影響するため、それぞれのセラピストが個々の患者に対して正確な見極めをすることが必要になる。

本章で紹介してきた患者においては、腰椎の圧迫骨折で手術を実施していることや、年齢も八〇代と高齢であることから、痛みの消失と動作の改善にはある程度時間がかかると考えていた。そのため、最初の説明の時に問題を一つ一つ丁寧に解決していくことの重要性を理解してもらうことに時間を割いた。その後もリハビリのなかで定期的に説明を行ない、セラピストと患者の改善の速度感を調整していった。

またこれとは別に、今、行なっているリハビリは何を目的に行ない、何が改善するのかを明確にすることを意識した。この訓練で動作がやりやすくなるのか、痛みが軽減するのかなど、効果が分かっているのといないのとでは、セラピーに対する意識とセラピストに対する信頼感は大きく異なる。

セラピストが説明した通りの変化が生じれば、患者はセラピストに大きな信頼を置く。このことは、患者の根本にある「本当に良くなるのか」「今の痛みのせいで制限されている生活から脱却できるのか」という不安を少しでも軽くすることに大きく貢献してくれる。「リハビリを行なったから改善した」

ではなく、「唐沢先生とリハビリをしたことによって、自分の姿勢や考え方が変わったから改善した」と自分の変化を改善の主体に置かなければ、本当の意味での改善とは言えない。

患者との本当の意味での信頼関係(2)――現状を知りたい欲求、痛みの変化と予後

「受傷し、手術を経て、今の自分の身体はどうなっているのだろうか？」「医師から説明を受けたものの、今後、自分はどうなっていくのだろうか？」患者は現状と今後を知りたがっている。今、感じている痛みは骨折によるものである。患者はそう結論付け、まだ痛いということは骨折が完治していないのでは……と不安に感じてしまう。しかし医師やセラピストからは「骨折はもう良くなっていますよ」と説明される。この矛盾を患者はどう感じているのだろうか。

先述の通りだが、痛みを感じているのは脳である。にもかかわらず、人はあたかも身体が痛いかのように感じ取る。身体そのものに痛みの存在を認識している限り、その身体に問題があると考え続ける。それは、「腰部に痛みがあれば、腰部に問題がある」「まだ腰が痛いのだから、骨折は完治していない」といった具合である（これは裏を返せば、腰部に問題があると考えると、骨折は良くなっていても腰部に痛みを感じ続けるという可能性をはらんでいるのではないだろうか？）。

人は自らの感覚が間違っているとは微塵も思わない。このような痛みと身体の関係性を示す思考は、痛みを有する患者であれば皆がもつものである。その結果、リハビリにおいても腰部への負担を減らすために腹筋を鍛えるトレーニングをするなど、痛みのある部位を中心とした訓練になっていく。同時に、患者はこの訓練を疑わない。

もちろん、人の身体の構造から考えても、腹筋の筋力不足が腰痛に関係していることは間違いない。しかし、痛みは情動体験である。特に慢性腰痛のほとんどは腰そのものに原因が無い。

では、患者個々に適したリハビリを進めていくにはどうすればよいのだろうか。本患者のケースでは、次の手続きが重要であったと考えている。

①骨折の状態、手術の経過の説明

これは医師を中心に行なうムント - テラピー（Mund-Therapie：患者との対話による治療）に含まれている。骨折の状態と手術の経過が順調であること、リハビリを積極的に行なってよいことなどを説明する。この説明をした上で、セラピストと患者の関わりを開始していく。

②今の痛みの原因が骨折のみではないことの説明

今回の患者では、腰部へ負担をかけないように、腰を反った状態で座位保持をしていたこと、身体を動かす時に痛みが生じないかどうかに注意をしながら動いていたことなどが要因として考えられた。このことを説明し、患者がリハビリを開始した早期の段階で骨折以外の要因を認識できたことも改善していく上で重要であった。

③その他の要因の解決に伴う痛みの変化を経験してもらう

その他の要因に関して患者に説明し、ある程度納得してもらえた後、実際に訓練を実施する。詳細はすでに書いた通りであるが、訓練により痛みが軽減したことを経験したことで、骨折以外にも、今ある痛みの原因があることを患者が自覚することができる。

繰り返すが、患者が痛みを感じているのは身体であるため、どんなに説明し、教育しようとしても限界があり、感覚として痛みが軽減したことを経験する必要がある。痛みが主訴となっている患者にとって、痛みが軽くなる経験はセラピストを信頼する方法として最も有効でもある。

ネガティブに、また自分なりの意味付けを行なっていく患者の思考はその認知に「癖」を付け、分かってはいるけれど痛いものは痛いという混乱をまねいていく。この負の連鎖を断ち切ることができるのはセラピストしかいない。

そして、退院

痛みが無い状態で退院し、元の生活へ戻ること――。

これがどのセラピストも、また患者も望む退院時の状態であろう。私自身、これがいかに難しいことなのかは身をもって知っていた。だからこそ患者ごとに観察から治療を組み立てることを意識し、痛みの特性を踏まえ、個々の患者との別様の関わり方を作りながら丁寧にリハビリを行なっていった。その結果が、退院の時に患者からかけられた言葉と、その笑顔であった。

「**私みたいな人をたくさん救ってあげてください。先生ならできると思うわ**」

この言葉は一生、忘れられない。

今ある私のセラピスト人生は、ここから続いている。

第5章　驚愕の変化

1　チャンピオンケース

セラピストであれば、想像以上の改善がみられた「チャンピオンケース」が一人はいるだろう。チャンピオンケースとは、通常の改善とは段違いに改善がみられた症例であるが、私も今まで何人か経験してきた。なかでも、本章で紹介する患者は段違いであった。

臨床にはいくつか必要な要素が存在している。一つは知識と技術、もう一つは経験とそれにもとづく勘、最後の一つがセンスであろう。センスと言っては元も子も無いが、やはりこれは避けられない。訓練は仮説と検証の繰り返しである。観察や評価から仮説を構築し、訓練と結果から検証を行なう。

この仮説の構築は知識と経験がものを言うが、訓練の方法や当たりの付け方にはセンスが大なり小なり影響してくる。この当たりがクリティカルヒットした時、想像を超える改善が生じることがある。訓練を行なう前には想像もしていなかった改善である。〝当たり〟というのはある種の閃きである。

ここで重要なのは、改善後に自分の仮説は正しかったのか、またそれを検討するための訓練は正しかったのかを再検討することである。なぜそうなったのか、自分はなぜ想像しなかったのか、あるいはできなかったのかを再度考えることで、「考えてみれば当然だな」というところまで落とし込める。すなわち、同じ状況になった時にまた同じことができるように、再現性をもたせることができるのだ。これがセラピストにとっては経験となり、財産となる。

このことは以下で述べる、私の経験したチャンピオンケースにおいても同様であった。三カ月間、週一回のリハビリのオーダーが出ていたが、初回の評価と一回の訓練で目標達成したため、計二回の訓練で終了となった。

外来で出会った骨折の男性

私がＰＴになって五年目の時に出会った患者である。

外来からオーダーが入り、私が担当することになったのは六〇代の男性。階段で足を滑らせて転倒した際に、脛骨の高原骨折（すねの骨の上部の骨折）を受傷した。手術を行なったが、怪我をした足へ体重を乗せないようにするなどの制限は無い状態であった。回復期の病院には入院とならず、急性期病院を退院し、私の勤務していた病院にて、外来でのリハビリを行なうこととなった。

私は膝関節の疾患については、人工関節置換術後や変形性膝関節症のリハビリの経験はあったものの、高原骨折は初めてであった。初回の問診を行ない、仰向けの状態で実際に膝を見せてもらったが、膝を伸ばしきることができ、若干腫れている程度であった。

一方、膝を曲げていくと、九〇度以上曲がらない。感触としては抵抗されているような感じであったため、無意識で患者が力を入れていることが原因であろうと思った。そこで、自分で膝を曲げてもらったのだがやはり九〇度が限界であり、膝の裏に詰まるような痛みを訴えていた。

この患者は非常にインテリジェンスが高く、今の状態と訓練を理論的に説明されることが好きであり、今なぜ曲げられないのか、どうしたら曲がるようになるのかを一緒に考えていった。この患者の積極的な姿勢には、手術を行なった病院で、医師から「手術が成功し、あとはリハビリを頑張るだけ」と説明されたこともプラスに働いていると考えられた。

次に、座ってもらった状態で膝を曲げ伸ばしすると、九〇度で抵抗があり止まってしまったが、痛みに関しては寝ている時より少なかった。おそらく、視覚的に膝の運動を捉えることによる運動に対する恐怖の軽減や、どれくらい曲がっているのかなどの角度の認識の向上が影響している可能性が考えられた。しかし、動いているところを見ているだけでは力みは変わらず、角度の増加は見られなかった。

本患者においては、痛み無く十分な角度まで曲げられるようにするためには、膝が動いていること、そしてどれくらい動いたのか、どれくらいの速度で動いたのかを膝の深部感覚で認識できなければならない。その上で、自分ならどれくらいの角度までであれば痛み無く動かすことができるかという「イメージ」ができなければならない。

患者の目標は小走りと一足一段での階段昇降であり、そのためには座位ではなくむしろ寝た状態で膝をスムーズに、かつ一二〇度以上、屈曲することが可能でなければならない。立位姿勢には寝た状態の方が近いからである。

　では立位でしか感じられない患側への荷重はどうであろうか。幸いにも荷重時痛はほぼなく、やや荷重量は健側に偏っているものの、大きな問題ではなかった。下肢の運動時に刷り込まれている痛みを、痛みの無い運動の経験や、痛みの無い生活のなかでの経験が、歪んだ自分の脳の中の身体を修正していけると考えられた。よって、訓練対象は膝の屈曲制限と運動時痛に絞られた。

　そこで、現状を把握するために、実際に階段の昇降を行なってもらった。昇る時はややリズムが崩れるものの、手摺を使用すれば大きな問題はみられなかった。降りる時には、患側で体重を支持して健側を降ろしていく時に、患側の膝の角度が九〇度を越えないように、ややジャンプするように行なっていた。本人に聞くと、階段を降りる時にどれくらい膝が曲がっているのかが分かっておらず、ただただ痛みが出ないように降りているとのことだった。

　このように一回目の介入時に様々な視点で観察し、いくつかの評価を行なうことで患者がもつ問題を明確にできて次回に行なう訓練や追加の評価などがすでにみえている時には、次の介入で大きな改善が得られることが多い。ただ、改善の予測は自分が今まで経験してきたなかで行なわれるため、一回の介入で階段昇降がスムーズに行なえるようになるまでは考えていなかった。

「いろいろ考えちゃったよ」

　翌週、二回目の介入となった。すると患者の方からいろいろ話し始めてくれた。

「前回のリハビリで、階段を昇り降りしている時の膝のことが全く分からなかったので、家で確認しながら階段を昇ったり降りたりしました。今まで考えたこともなかったですが、思っていたより曲がってるんですね」

私はこの話を聞いて、リハビリの内容を十分に説明すれば、自分で改善にもっていける方だと判断した。そこで「思っていたより曲がっていることにどうやって気付いたのですか？」と尋ねた。

「痛くない方の足でどれくらい曲がっているのかを確認しました。痛い方はやっぱりよく分からなかったので……」

「それでは、もし手術をした方がどれくらい曲がっているのか、どうすれば楽に曲がるのかが分かれば、階段昇降はもっとスムーズになりそうですか？」

「確かに……楽になるイメージがあります」

介入開始三分でここまでのやり取りができたことは非常に有用であった。この流れのなかで、膝の動きを認識させる訓練を行なうことは自然であり、この方にとっても非常に腑に落ちやすかったであろう。

そこで、次の訓練を実施した。

リハビリベッドの端に足を下ろして座ってもらい、足の裏が床に接地した状態で膝が曲がったり伸びたりするよう、床の上を滑らせるように足を前後に動かす。この時、膝が屈伸しているのだが訓練中は膝には注意させない。注意をすることで痛みを喚起させてしまう可能性が高まるからであり、足が前に行ったのか後ろに行ったのかなどに集中するような声掛けが大切になる。

訓練中にする質問としては、

①反対の足との位置関係：患側の踵の位置が健側のくるぶしなのか土踏まずの真ん中なのか、母指の付け根なのかを聞いていく【写真6】
②膝とくるぶしの位置関係：横から見た時に、膝とくるぶしはどちらが前か、もしくは膝の真下にくるぶしがあるのかを聞いていく【写真7】
③番号と踵の位置の関係：テープを床に貼り、手前から1・2・3と番号を付け、踵が何番のテープのところにあるのかを聞いていく【写真8】

このなかでは、①の患側とは反対側の足を基準に患側のことを質問した場合が最も正答率が高く、③の床に貼ったテープの番号を聞いた時が最も正答率が低かった。

この訓練は閉眼で行なうのだが、患者は、「目を閉じると踵がぼやけちゃうね……踵の位置がうまくイメージできない」と話していた。座位で踵の位置を確認するためには、膝が今どれくらいの角度なのか、あわせて足首がどれくらいの角度なのかの感覚が重要になる。しかし本患者の場合、膝の認識が痛みなどの原因で難しくなっていたため、膝の感覚から踵の位置が分からずにぼやけてしまっていた。

このような場合は、足の裏の感覚を利用する。

膝が曲がれば曲がるほど踵が浮いてきてつま先の方に圧がか

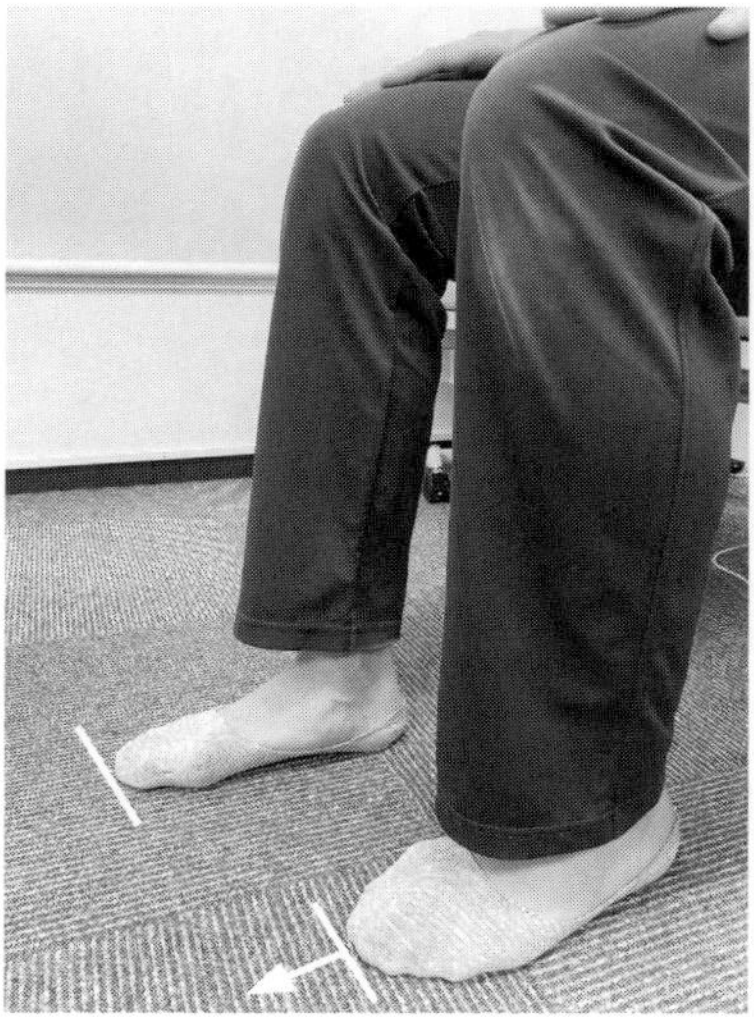

【写真6】両足の相互の位置関係を聞いていく訓練。同時に両足に集中しなければならない。

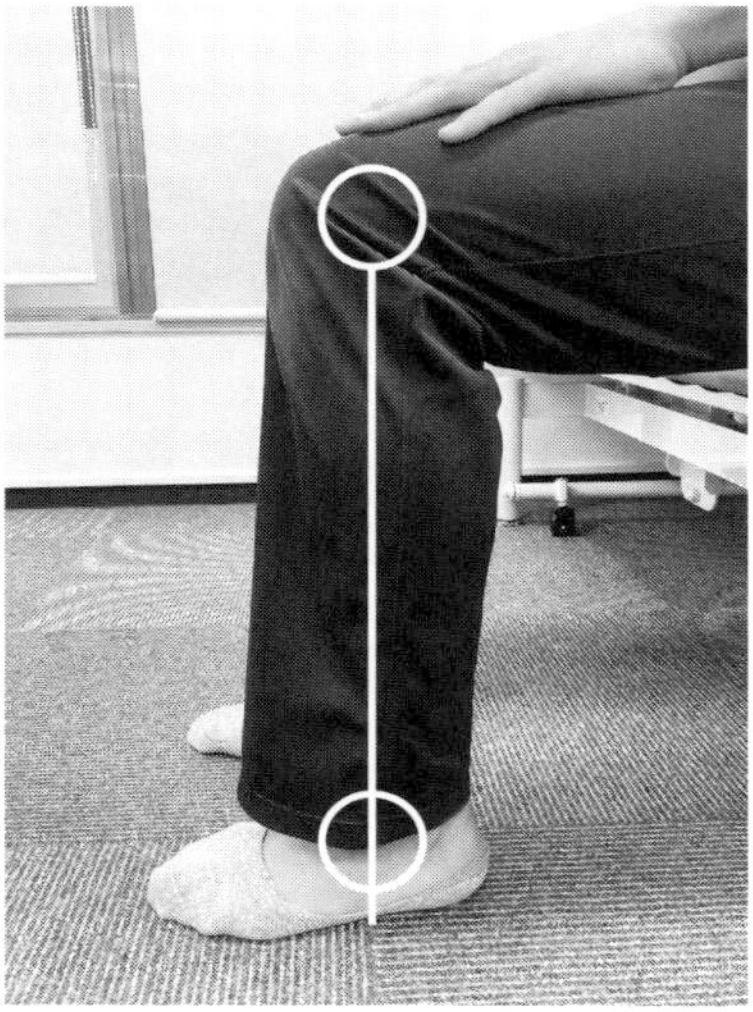

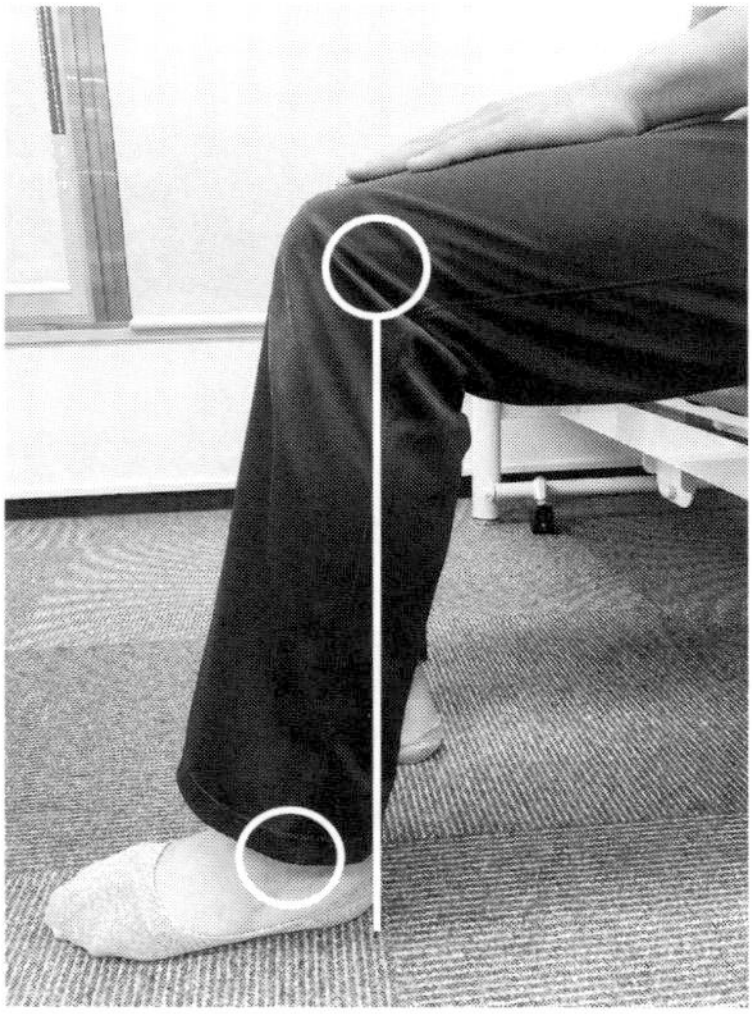

[写真7] 膝に対して、くるぶしが前か後ろか真下かを聞いていく訓練。上が真下、右上がくるぶしが前、右下がくるぶしが後ろの写真。

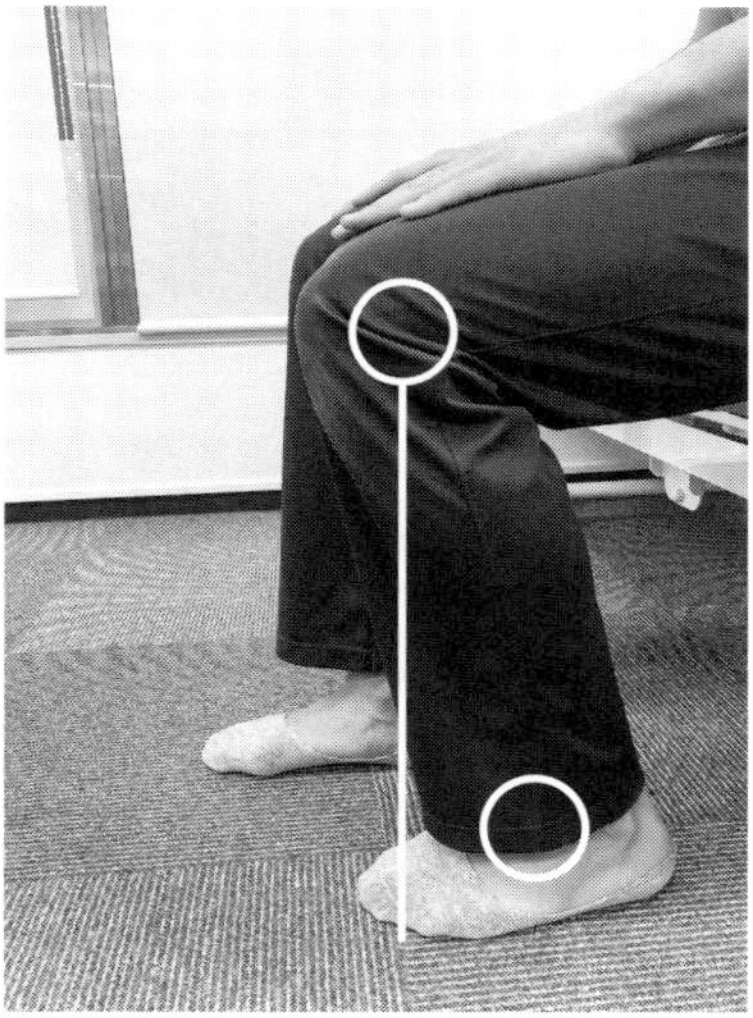

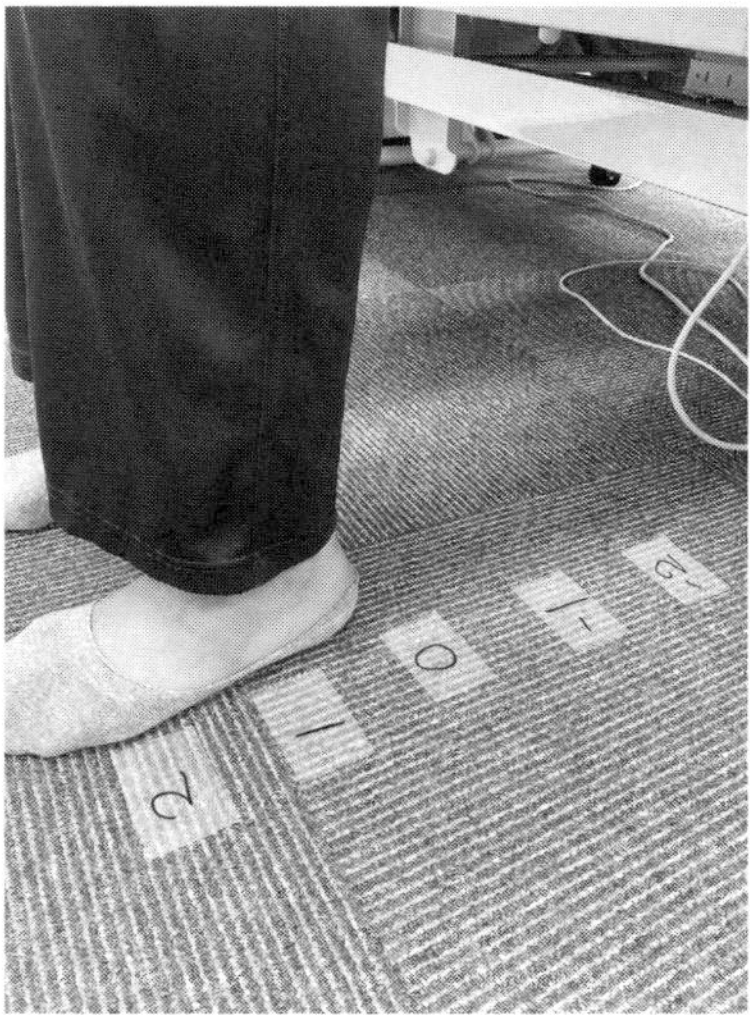

[写真8] 踵が何番のテープにあるのかを聞く訓練。外部の環境に対して自分の踵がどの位置にあるのかを考える訓練。この訓練が最も正答率が高かった。

かり、伸びていればつま先よりも踵に圧がかかっている感覚が生じる。このことを利用し、足の裏の感覚と膝・足首の角度を紐づけて踵の位置を明確にしていく。すると、膝を他動的に動かしている時に私が感じている「スムーズさ」に変化がみられてきた。

踵の位置が明確になってくると、膝に集中していなくても膝が動いていることが明確にイメージできるようになり、膝の角度や今回の訓練のような踵の位置が認識できるようになるため、膝の運動に対する怖さが減り、緊張が減ってくる。結果、動くことが怖いために生じていた抵抗するような力みを生み出さなくてもよくなり、動きがスムーズになる。これは患者も実感することができ、「踵がクリアになってくると、スムーズに動いてきてるね」と言っていた。

訓練の始めは九〇度を越えないように膝を動かしていたが、訓練を進めていくと抵抗感が無くなり、一三五度まで屈曲することが可能になっていた。しかも痛み無くである。

「いつの間にかすごく曲がるようになってますね……階段を昇り降りしてみてもいい？」

私は悩んだが、患者側から聞いてきたため、一度やってみてくださいと話した。

「訓練で曲がったから階段でも曲がると思った」

リハビリ室にある練習用の階段の前に立ち、恐る恐る昇るだろうと私が思っていた矢先、その患者は何のためらいもなく昇り始めた。顔を歪めることもなくスムーズに昇り、方向転換した患者は、降りに関しても同様にためらいは無かった。今までは膝が九〇度以上曲がらないよう、飛び跳ねるように降りていたが、それが嘘のように階段を降りていた。非常に驚いていた私とは裏腹に、患者には驚きはないようにみえた。

「やっぱりできた。さっきの訓練のなかで、膝があれだけ痛み無く曲がったんだから階段でも問題ないと思った」

患者はそう話してくれた。さらに、

「外を歩いてみてもいいですか？」

そう言った患者は私の返事を待つ前に、リハビリ室から直結していた庭へと歩き始めた。その時の歩き方はとてもきれいで、リハビリが始まる時に杖を使用していたことが嘘のようであった。

外に出ると、その患者は小走りをしていた。飛び石のようなところではジャンプもしていた。

「今日の変化は凄いな」

ぼそっと言ったその独り言を私は今でも鮮明に覚えている。

リハビリ室に帰ってきた患者は、

「あと三カ月はかかると思っていたのに……リハビリってすごいですね」

私は、あと一回のリハビリで終了できると思うとその患者に伝え、その日のリハビリは終了となった。

一カ月後に予約を取っていたが、電話があり、

「もう全く問題ないからキャンセルできますか？　本当にありがとうございました」

と、外来のリハビリは終了となった。

この患者の主治医とのカンファレンスでは主治医も驚いており、リハビリで何をしたのかしつこく聞かれたのを覚えている。

2 患者のなかで何が起きたのか

痛みの原因は器質的なものではなく、防御性収縮

この患者との出来事は、私のリハビリへの意識を再考させてくれた。

患者に何が起きたのか……。

最初に患者の患部を評価した時、著明な炎症兆候が見られなかった。また、膝を伸ばしていく時には痛みは無く、荷重時の痛みもほぼ無かった。これらを総括すると、本患者において痛みや動作を阻害する要因が、心因的なものや脳機能によるものが大きいことが示唆された。つまり、炎症があった頃に動かした時の痛みの記憶や手術によって崩れた脳の中の身体が影響し、痛みが常に予測された状態で動いていたために現在の身体の状況が正しくアップデートされず、痛みが生じていたと考えられる［図5］。

その結果、痛みが出ないように常に力みが生じている状態で動かすことが痛みを引き起こし、心理的にも痛みが生じないように動作を遂行していたため、階段昇降や屋外歩行で問題が生じていた。

もし炎症が残存しており器質的な問題が残存していたら、今回のような改善はみられなかっただろう。改めて、リハビリがセラピス

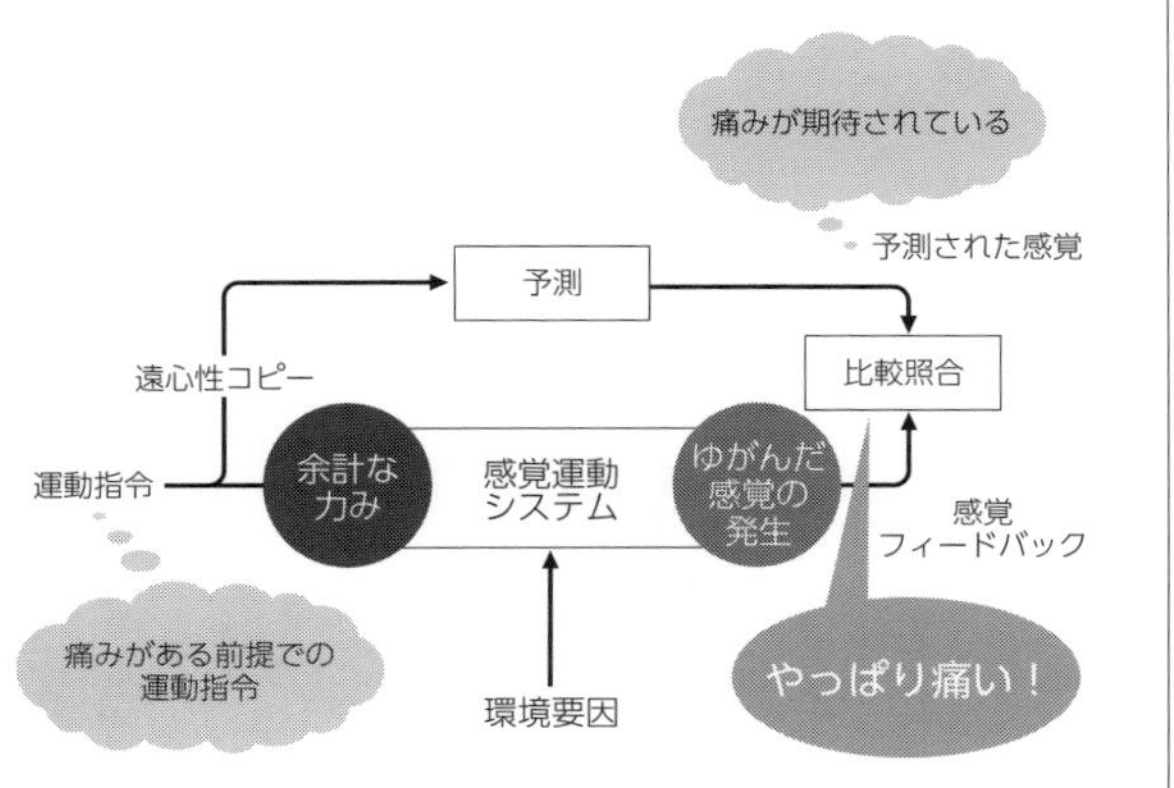

［図5］痛みが予測された状態の運動。動く前から「痛いのではないか」と予測することで、余計な力が入ったり、痛みの感覚を期待してしまう。この状態で運動を行なうと、正常な感覚が分からなかったり、スムーズに動けず、さらに痛みを助長してしまう。

トだけではなく医師や看護師など他職種の協力がなければ成立しないことを認識した。

インフォームド・コンセントによる心因性の問題の解決

痛みのリハビリにおいて、インフォームド・コンセントは非常に重要となる。手術を行なう時、医師より手術に関しての説明が行なわれる。どのような内容の手術なのか、術後に生じる痛みはどのようなものでどれくらい続くのか、予後はどうなのかなど様々な内容が考えられるが、この説明は医師が行なうため、セラピストは直接的に関与できない。

しかし、ここでの説明内容によって予後に差が生じることが報告されている。非常に古い報告であるため原文が紹介できないのが残念だが、医師のムントーテラピー（病状説明）の内容によって、痛みの改善度に有意な差が生じたという報告であった。ここで重要な説明内容となるのが、痛みに関する予後であったらしい。どれくらいの期間で痛みが緩解するのか、なぜ痛みが生じるのかを十分に説明するかしないかが大きな要因であったということである。

本患者においては性格もあり「痛みに関して様々な質問を医師や急性期でのセラピストに行なった」と言っていた。復職もしなければならず、予後に関してとても気にしていたためである。この時、医師と看護師が非常に丁寧な対応をしてくれたことが話から想像でき、早期の炎症の緩解がみられたことにも納得がいく。これは、順調に進んでいた治療に対して本人は何ら不満もなく、外来で通い始めた時、リハビリを担当した私に対してもスムーズに信頼してくれたことからも分かる。さらに、初回のリハビリで現状を丁寧に説明した私の判断も相まって、改善に直結した。

痛みは情動体験であり、治療に関わる医療関係者とのやり取りも、その体験に含まれてくる。あの時あの人がこう言ったなどの記憶は、痛みを生じさせる一要因になりうることを忘れてはならない。

痛みがもたらす脳の変化と、リハビリのなかでできる経験がもたらすもの

脳の可塑性（「変化に富んでいる」という意味）は非常に優秀である。環境に適応して生きていく必要がある我々人間は、主に感覚を通して経験したことによって、脳を変化させる必要がある。痛みはその感覚の代表格である。痛みが生じた行動は抑制される。これは大原則である。

今回の患者は、膝を九〇度以上屈曲すると痛みが生じていた。これは〝膝を九〇度以上屈曲しないように行動を抑制しなければまた膝が痛みを発生する〟と患者に教えていたことになる。しかし炎症が収まり、身体的にはもう痛みが発生しない状況になっても、この膝の屈曲を抑制する信号は出続けていたことになる。

ここで勘違いしてはいけないのは〝痛みの無い動きを経験してもこの信号は解かれない〟ということである。つまりリハビリのなかで、セラピストが痛みが生じないように屈曲させることができたとしても解決しない問題なのである。これを解決するにはいくつかの手続きが必要になる。

最も重要なことは、曲げようと思った時に「痛いかも」とイメージしないようにしなければならないということである。もしセラピストによって動かされて痛みが生じなかったとしても、「自分で曲げたら痛いかもしれない」「力を入れたら痛くなるかもしれない」という不安があれば、痛みを誘発する原因となってしまう。

曲げようと思った時、もしくは自分で膝を曲げているイメージをした時に、スムーズかつ自分の思った通りに動かせるイメージが湧いてこなければならない。そのためには、適切な力の出力による速度や角度のコントロール、正確な現在の関節の角度、予想した運動と結果の照合ができなければならない。そのため、観察や評価から、患者がどの要素であればこれらを難なくできるのかを見極め、訓練を組み立てて行なっていくことが求められる。

「脳の中の膝」をアップデートする

少しややこしい話になったが、整理の意味も込めて今回の患者で考えていきたい。

まず、本患者においては、患側の膝がどれくらい曲がっているかなどの、深部感覚を中心とした膝自体のイメージと膝を動かす時の運動イメージが崩れていた。その結果、今現在の膝の感覚から作られる脳の中の身体の膝イメージを作ることが難しい。また、動かす前にこれぐらい曲げようと予測した部分と、実際にどれくらい曲がったのかの結果の検証の部分でずれが生じていたと考えられる。「思ったより曲がっていない」「もっと曲げたつもりだった」などである。このようなずれがあるため、自分で動かそうとした時にどれくらいの力を入れればいいのか、その時どんな感覚がすれば思い通りに動いたと判断できるのかなど、分からないことばかりになっていた。人は分からないことが多くなればなるほど緊張し力んでしまうため、痛みを誘発する結果となってしまっていた。

このことに対し、まず痛みではなく膝の感覚に集中することができるようになることで、リアルタイムで感じている膝の深部感覚から、「今の自分の膝」を知ることに繋がるよう訓練を行なった。

今の自分の膝がどうなっているのか、どう動いたのかを痛みが無い状態で認識することで、脳の中の膝をアップデートしていくことを狙った。

この時、患者本人が今の膝のことが「思っていたより分からない」ことを疑問に思ったことが、改善へと導く学習を生じさせやすい要因となった。また、脳卒中とは異なり、感覚を脳で処理する過程に問題がなかったことも、早く改善することができた大きな要因であった。

このような目的の訓練を経て、記憶されていた痛みのある膝から、今の痛みのない膝へと脳の中の身体をアップデートしていくと同時に、階段昇降の時に膝がどれくらい曲がっているのかを考えることを行なったのが功を奏した。つまり、階段昇降の時に膝がどれくらい曲がるのかを知っていたことによって、訓練のなかで階段を降りる時に必要な膝の曲がる角度まで痛み無く動かすことができたから、〝痛み無く階段を降りることができる〟とイメージすることができたのだ。

このように、リハビリの最終目標は前述の通り自動化であり、自分で考え、改善に向かっていく志向性を作っていくことにある。

今回は、本人の性格、急性期における医療側の素晴らしい対応、リハビリにおける私との関わり、訓練内容のすべてがプラスに働いた結果、大きな改善に繋がった。この経験は、私にとって痛みのある患者と関わりリハビリを行なっていく時に、その人のなかで何が起きているのかを考える重要性を実感させてくれた。

痛みに対する既存のリハビリでは改善が難しかった症例だけではなく、痛みを有する患者のより早い改善を目指せる手続きに向かってこの瞬間から歩み始めたと、今になって思う。

第6章

顔から腕にかけて
痺れと焼けるような痛みが……
「視床痛ですよね?」

第7章

「私は脳の病気なのよね?」

第8章

話せない、
離せない、目を離せない

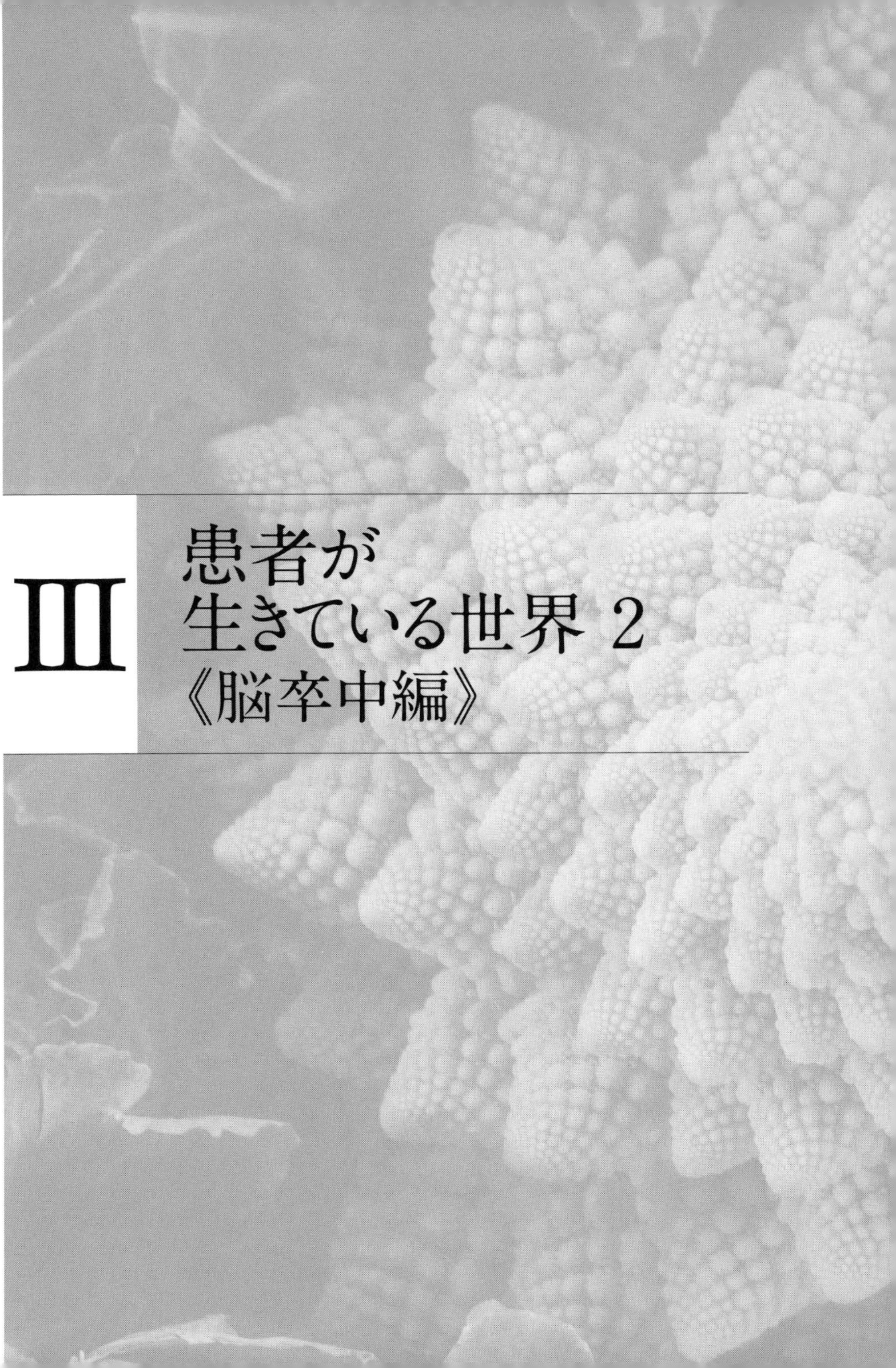

Ⅲ 患者が生きている世界 2《脳卒中編》

第6章 顔から腕にかけて痺れと焼けるような痛みが……「視床痛ですよね？」

脳卒中後の痛み

1 「もう二度と感覚は戻らないと病院で言われた」

私が生活期の今の職場で働き始めてから三年ほど経過した時に出会ったその女性は、脳出血により左片麻痺を呈しており、プラスチックのＳＬＢ（Short Leg Brace：短下肢装具）を装着し、杖を使用して来所した。

第一印象は、見た目が若く非常にエネルギッシュであり、問診を進めていくと、この印象はより強いものとなった。五〇代ということもありリハビリの目標は復職であり、そのためにまずは安全に通勤できるように、とのことだった。また、後述するように左片麻痺が残存しているため家事に制限があり、料理ができるようになりたいなど上肢の機能改善も目標に挙げていた。

問診のなかで本患者は「この視床痛は良くなりますか？」と尋ねた。生活期においては、本患者に限らず、回復期でのリハビリを経験していることやインターネットで調べている方も多いために専門的な知識も豊富で、自分の症状を専門用語で話してくる方は非常に多い。だが、痛みに関してはこうした知識が改善を阻害することがあることは、忘れてはならない。

この患者は、右視床出血（皮質下の、脳の奥での出血）が原因で左片麻痺を呈しており、左の頭部・顔面から左の上腕にかけて「ひりひりする痛み」を感じていた。この痛みに対しては投薬治療が行なわれており、その薬の効果を若干ではあるが、本人は感じていた。薬を飲むと楽になるとのことだった。

その時、私は「薬が効いている……？　本当に視床痛なのか……？」と疑問をもったことを覚えている。ただし初見であったこともあり、まずは身体の状態と、おそらく痛みと関係があるであろう高次脳機能障害に関する評価を進めていく旨を、初回のリハビリのなかで説明した。

生活期では、痺れなどの異常感覚や運動時に感じる身体の重さなど、見た目では分からず、本人しか感じることのできない症状を訴えてリハビリに来る方が非常に多い。特に運動障害が軽度である場合、「思い通りに動かない」などの最も自覚しやすい麻痺に関する症状がほとんど無いため、痺れや重さなど、異常な感覚に執着するケースは少なくない。

このような主観的な症状に対してリハビリを行なっていく時には、教育的な側面が非常に重要になる。同時にその異常な感覚自体を気にしてしまうことによって生活の質を落としてしまっていることをセラピストが理解することは、もちろん重要である。

これに加えて、異常な感覚が生じていることによって感覚・知覚そのものの精度が落ちている場合があり、それが原因で行ないにくくなっている行為・動作を改善していくことが非常に重要であることを納得してもらう必要がある。

行ないにくくなっている行為・動作がスムーズに、かつストレスなく遂行できるようになることで、異常感覚が「気にならなくなる」ところまで改善することが最初の目標になる。そのためには、患者自身の思考を変化させていく手掛かりをセラピストは得なければならず、問診と観察などの評価が非常に重要になる。

本患者においては、発症から一カ月前後で今ある痛みを感じ始めたと話していたが、私と出会うまでに、その痛みがある状態で約二年間、生活していたことになる。脳が非常に可塑性に富んでいることとは前章で書いた通りだが、二年という期間は脳機能や脳の中の身体を変化させるには十分すぎる時間であることを念頭に置かなければならない。

痛みやしびれを初めて感じた時は、視床の機能不全が主原因であったかもしれないが、二年経過した現在では、心理的な要因や、痺れや痛みを長期間感じてきたことによって生じた二次的な感覚の機能不全など、様々な要因が関わっている可能性が高くなる。

そのため、今、感じている痛みの原因は何なのかを、「視床痛が原因ではないか」というフレームを外した状態で考えていくことが重要になる。これはセラピストだけではなく、患者側も一緒に考えていくことが重要になる。例えば、痛みを感じている身体の部位を常に気にした状態で生活をしていれば、いざ自分の身体へ注意を向けなければならない時、痛みに注意が向いてしまい、本来感じたい感覚へ注意を向けられなくなる可能性がある。よくみられることだが、触れているかどうかを聞いていく検査において、「痛いから触れていると思う」と回答し、本来の「触れているという感覚」ではなく「痛み」で回答してしまう患者も少なくない。

繰り返すが、痛みを有する患者にリハビリを行なっていく時には、痛みを長期間常に感じてきたことによる脳の機能の変化を念頭に置かなければならない[1]。また患者側においてもセラピスト側においても「視床痛は難治性である」といった知識は〝改善は難しい〟という先入観を生むため、行為や動作を改善していくために必要な学習を促していく際の阻害因子になる。

今、感じている痛みは改善できる可能性があることを科学的根拠を示しながら話し、患者の思考を改善へ向けさせていく必要がある。そのためには、「人」対「人」であるリハビリにおいては、信頼関係を築いていくことが必須となる。「このセラピストが話している内容は信用できる」と思ってもらえなければ、改善に向かうことは到底難しい。

リハビリにおける信頼関係構築の大前提は〝改善効果を出すこと〟、そして〝患者がその効果を自覚し、生活に変化が生じること〟である。よって、視床痛の改善を訴えていた本患者に関しては、改善を自覚することが難しい痛みに対して最初から介入していくのではなく、まずはご自身が目標に挙げていた歩行の改善と上肢の行為獲得を目的として介入することで信頼関係を築くことを目指し、そのために必要な検査や評価を進めていくこととした。

感覚障害は良くなるのか⁉

実際に検査や評価を進めていく上で、今回の患者では感覚障害が様々な面で影響している可能性が高いことが分かってきた。脳卒中後遺症のなかでも頻発する感覚障害は、大きな誤解と間違いがある。

そもそも運動麻痺や感覚麻痺の「麻痺」とは、運動麻痺であれば皮質脊髄路（脳の皮質と脊髄を結

[1] **黒田良太郎・川畑篤史**：「痛み情報伝達経路――末梢から大脳皮質まで」（“The Pharmaceutical Society of Japan”, 2003, 533-546、所収）

ぶ神経の束）を代表とする運動を脳から筋に伝達する神経が、感覚麻痺であれば皮膚などに存在するレセプターで受容した刺激を脳に伝達する神経が損傷することによって引き起こされる。そのため、臨床においてセラピストが運動麻痺や感覚麻痺などの「麻痺」という言葉を使用する時は、訓練を行なっていく上でも注意する必要があり、運動障害や感覚障害など「障害」という言葉を使用して話す方が現実的であり有用である。

臨床で観察されているのはあくまで、「運動が障害されている症状」「感覚が障害されている症状」であり、その症状のうちどれくらいの割合で麻痺が影響しているのかはセラピストの評価からでは明確には分からない。それらの原因が麻痺かどうかについては画像などで顕著な神経の損傷が観察される場合以外、麻痺とは言わず障害と言うのが無難である【図6】。

本患者も、表在感覚（「触れている」などの感覚）と深部感覚（「身体が動いている」などの感覚）に関して重度の鈍麻がみられており、「もう二度と感覚は戻らないと病院で言われた」とリハビリのなかで話してくれた。

もちろん、視床には感覚を脳に伝達する時に重要な役割があるため、本患者のように脳出血によって視床を損傷した場合、感覚を改善することは難しいことが多い。だが、リハビリを進めていく上では「二度と感覚は戻らない」と説明するのではなく、何か改善の糸

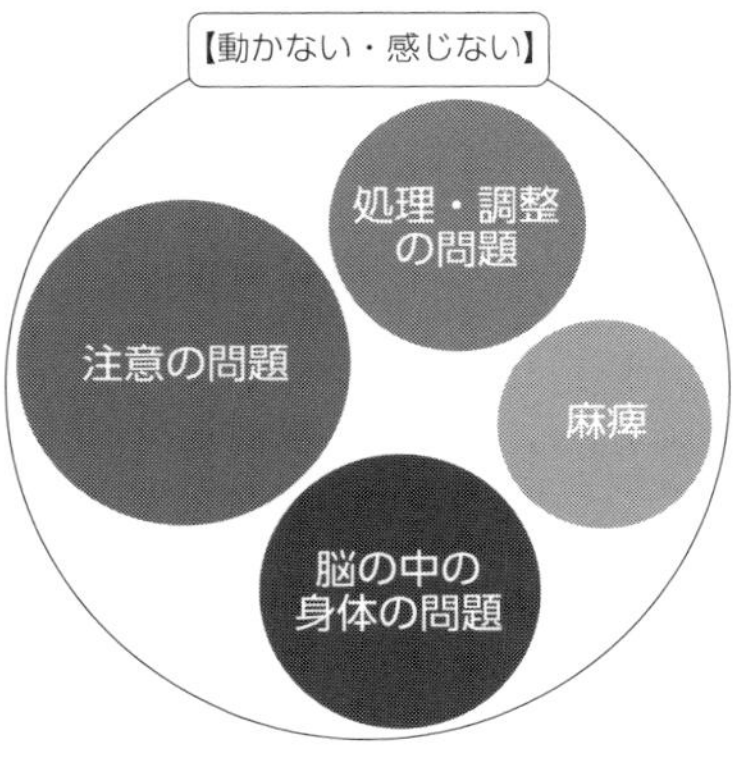

【図6】動かないことの原因。脳卒中後遺症である運動・感覚障害には様々な要因が影響しており、そのなかで麻痺がどれくらい影響しているのかは観察のみでは分からない。図は、動かない・感じないことの内訳の例。

口が無いかを模索していく姿勢をみせることが大切である（当然、医学的に難しい時には、明確に説明することも必要だが）。セラピストが改善を諦めたら、患者は何に希望をもてばいいというのだろうか。セラピストは改善の可能性が少しでもあり、それにエビデンスがあるのであれば、全力で患者に寄り添うべきである。

では、今回の患者の場合、感覚障害に関して改善の可能性はあるのだろうか。

その手掛かりは、感覚という複雑なシステムを紐解くことで少しずつみえてくる。

感覚には注意など多くの脳の機能が関与している。その脳の機能に何らかの異常が生じれば、すべて、「触れているのが分からない」「動いているのが分からない」などの〈感覚が分からない〉という症状になる。すなわち、症状としては一見、どれも〈感覚が分からない〉だが、その原因は、感覚に多くの脳の機能が関与しているため非常に多岐にわたってしまう。よって、患者の動作、振る舞い（雰囲気）、話す内容や話し方などを十分に観察し、〈感覚が分からない〉という症状と、セラピストが観察から得た所見に矛盾がないかどうか、さらに改善の可能性があるかどうかを臨床のなかで常に考えていく必要がある。

この時、感覚を分からなくさせている原因を探っていく手段はいくつか考えられ、患者に合わせて適宜、行なっていくセラピストの能力が要求される。また原因を探る手段は様々だが、そこには一つの軸がなければならない。

私は感覚を分からなくさせている原因を探る際には、Aという評価結果に対して、次のBという評価結果と矛盾がないかを考える。Aのみの結果であれば問題はないが、Bの結果を合わせて考えるとAの結果が生じるのはおかしい……といったように、二つ以上の評価結果を比較し、本当の原因を探っていく方法である。このように様々な評価を行なっていくことで、〈感覚が分からない〉本当の原因を徐々に絞っていくのだ。

以下に、今回の患者において感覚に関する評価結果から疑問に感じた点を記していく。

2　感覚を分からなくさせている原因

動いているのが分からない時と分かる時がある

通常、感覚麻痺であれば、触れている、または動いていることが常に分からない。これは感覚を脳に伝える神経が損傷しているからであり、分かりにくさに差はあっても、全く分からない時とはっきり分かる時ほど大きな差がみられることはほぼない。つまり、普段、感覚が分からないと言っている患者が、検査などを行なっている時に分かる時がある場合は麻痺ではなく、他の要因が影響している可能性がある。

例えば、目を閉じて麻痺側の手をテーブルに置いている状態から、私が患者の手を持って肘を曲げたとする【写真9】。この時、肘を曲げられている患者は、自分の顔に手が近付いてくる映像が、

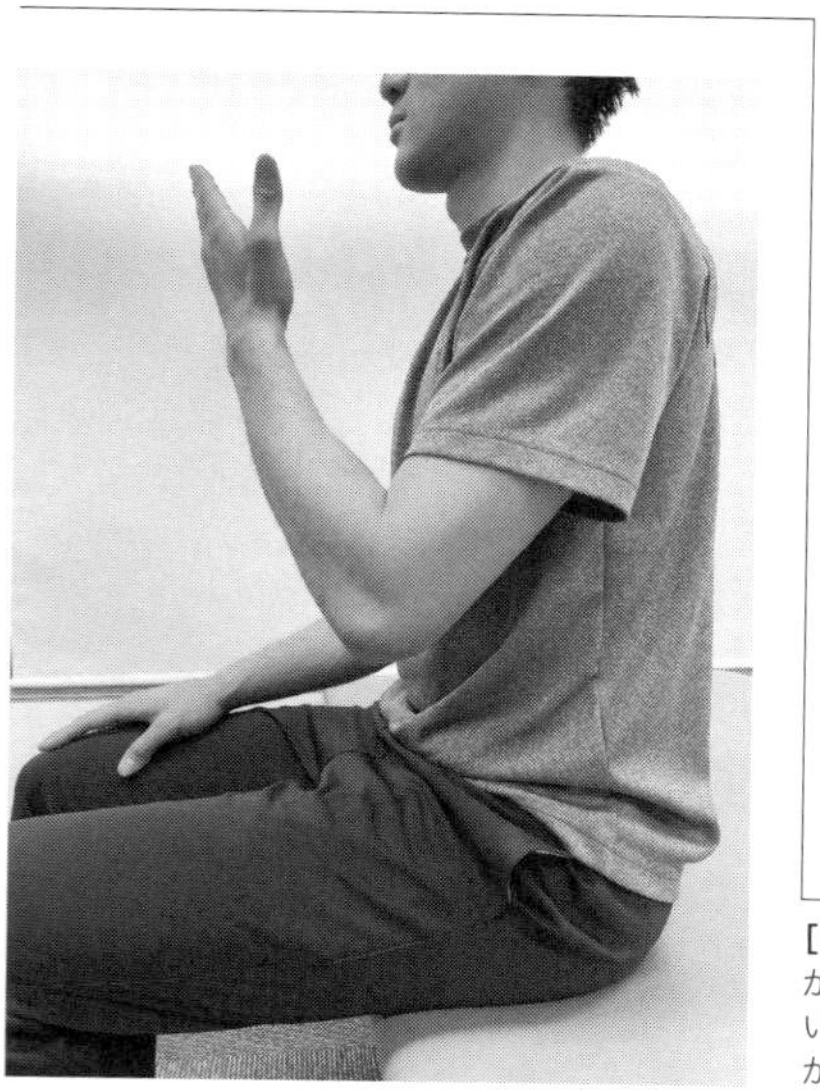

【写真9】肘の運動によって手が顔に近付いてくる。どれくらい近付いたのかは、肘の運動覚からしか分からない。

頭のなかにイメージされて浮かんでくる。このイメージが湧くためには、肘が曲がることで移動している手部に注意を向けられなければならないし、肘が動いていることが分かるために肘に注意を向けることができなければならない。つまり目的に応じて注意をコントロールしなければならないのだ。

このように、正確に感覚を知覚するためには、自分の身体に、自由かつ思い通りに注意を向けられる能力が必要である。少し専門的に言えば、自己身体をイメージし、そのイメージされた身体を、目的に応じて意識できなければならないのだ。

このように知覚を少し細かく考えていくと、知覚が難しくなる原因には二つのパターンがあることが分かる。

①自己身体をイメージすること自体が難しい場合
(例)目を閉じて、自分の身体をイメージしようとしても、イメージの中の自分の身体がぼやけたり自分の身体が消えたように感じるケース。
②自己身体をイメージはできるが、感覚が生じている身体部位を意識できない場合
(例)目を閉じると自分の身体は浮かんでくるが、今、動いている(触れている)身体の部位へ注意を向けることができず、結果、知覚ができないケース。

これらを念頭に置き、評価や訓練を行ないながら患者の反応や回答内容、動作を観察し、仮説を立てていくことが重要になる。

本患者は、評価のなかで私が患者の肘を曲げたりした時に、動き始めの瞬間を認識することが最も難しかった。そこで、患者に目を閉じさせて私が患者の腕を持ち、肘を曲げるタイミングを教えてから動かすと、手が顔に近付いてくるのをイメージすることができた。このように動かすタイミングを教えれば知覚が行なえるようになる場合は、麻痺側の上下肢の、特に上肢をイメージすることが難しく、身体が動いたことに気付くまでに時間を要している可能性が高い。そのため、今の身体がどうなっているのかを認識するまでに時間がかかってしまう。よって、訓練では初めに、動かし始めを教えてあげた状態で、深部感覚によって身体がどのような姿勢になっているのを認識できるように訓練を組み立てていった。

目で見ながら手を触ると触れているのが分かるのに、目を閉じると分からなくなる

今回のように体性感覚を使用した訓練では、視覚をどうするかが非常に重要となる。触覚と視覚は非常に密接に絡み合っており、それぞれ片方ずつからではなく、触覚と視覚が同時に入力された方が、より精密に情報を得ることができる。その反面、もしこの二つに矛盾が生じた場合、触覚と視覚が同時に入力された時の違和感は計り知れないことが想像できる。例えば、見た目ではツルツルしているのに実際に触ってみるとザラザラしていたら非常に気持ちが悪いし、触れることをやめてしまうかもしれない。

しかし本患者においてはその気持ち悪さが生じていない。本患者は先述の通り、右手で麻痺側の左手を触った時に、もし左手に全く触れられている感じがなければ、右手に生じる感覚は、手以外

のただの物を触っている時と変わらないはずである。その結果、そこには何かしらの「違和感」が生じるはずである。それが本患者には無く、むしろ「見て触った方がよく分かる」とポジティブに捉えていた。

加えて、見ながら麻痺側で何かに触れている方が触れている感じがよく分かるという事実は、麻痺側の触覚が何らかの形で残存している可能性がゼロではないことを示唆していた。このことは、本患者における感覚障害を理解していく上で非常に大きなヒントとなった。また既に書いたように、動き始めが分からないことから、自分の身体をイメージしにくい可能性が高いことも大きな手掛りとなった。

例えば、目を閉じて自分の左手の方に顔を向け、「今の手」をイメージしてもらう。この時、イメージして欲しいのは「今の手」であり、記憶にある昔の手をイメージすることを避けたかった。そのため麻痺側の指にペンで印を付けて、印の付いている手をイメージすることで、今の手をイメージできるように工夫した【写真10】。目を閉じて自分の「今の印のある手」をイメージした状態で、右手で麻痺側である左手の甲に触れてもらうと、今までは目で見ていなければ分からなかった触れられている感覚が、目を閉じた状態でも感じられたのだ。

同様の状態で、今度は私が麻痺側の左手に触れる。最初は触れ始めのタイミングが分からず認識ができなかったが、何回か

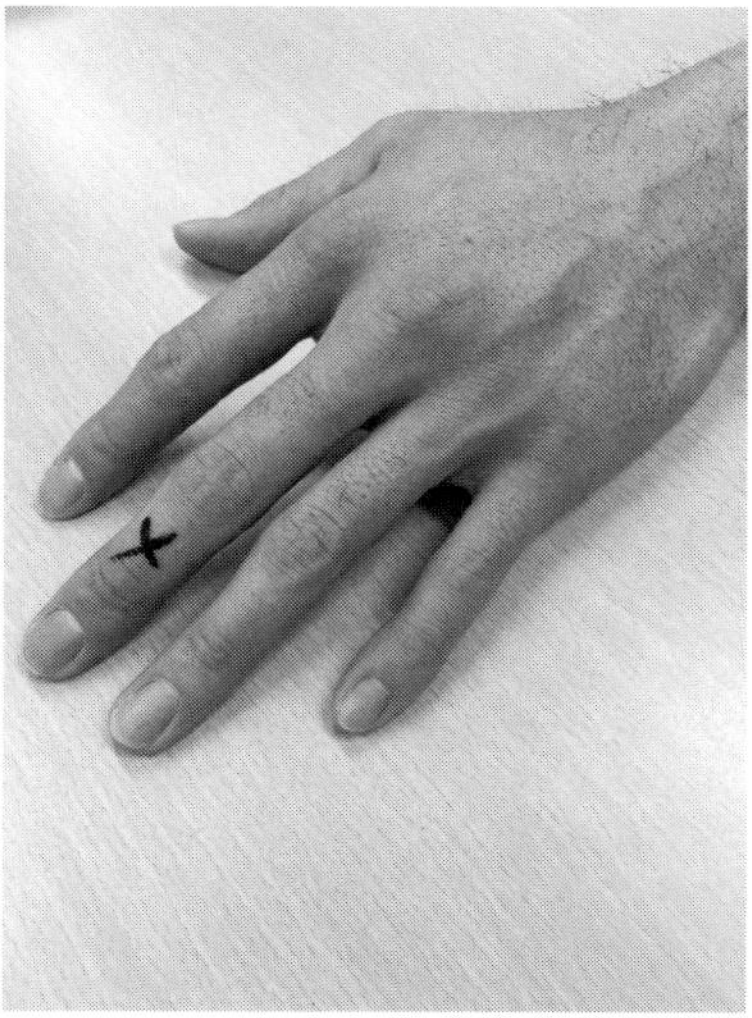

【写真10】今の手をイメージしてもらうための工夫の一例。

行なっていくと、

「あっ、これが触れられている感じなのかな？」

と少しずつ触れられていることを認識できるようになった。

すなわち、今回の患者における〈感覚が分からない〉現象は、感覚麻痺のような常に分からない症状ではなく、少しの手掛かりを与えれば分かるようになる症状であった。そうであるなら、本患者の〈感覚が分からない〉症状は、感覚を脳へ伝える神経の損傷によって引き起こされていると考えるよりも、注意の方法や自分の身体のイメージする能力など、他の要因が強く影響している感覚障害であると考えるべきである。

これで、身体にどのように注意すればいいのか、触れられている感覚とはどのような感覚なのか、といったことを学習していくことで感覚が改善していく可能性があることが分かった。そして、感覚が分かってきていることを行為や動作と関連付けて、どのようにして日常生活へ汎化させるかが次の訓練の課題となっていく。

このように本患者においては、入院していた病院では改善しないと言われ、絶望的な状況にあった感覚について、様々な側面で観察・評価を行なっていくことで改善の可能性を少しずつみつけることができた。

我々セラピストは、可能性がみつかったこの時点から、やっと訓練を始めていくことができる。可能性がみつからないままやみくもに訓練を行なっても、その訓練には根拠がなく、リハビリとは言い難い。患者と様々なことを共有し、未来に光をみつけ、その光に向かって共に歩んでいく作業が、リハビリにおいては必須なのである。

運動と感覚の深い関係

喉が渇き、自分の目の前にあるコップに手を伸ばし、コップを把持する。

この行為のなかには多くの運動と様々な感覚が複雑に関わり合っている。まず、目の前にあるものがコップだと分かり、それがどれくらいの距離にあるのか、自分から見て正面なのか右なのか左なのかを判断できるためには、視覚が働かなければならない。そしてこの視覚で得た情報を元に、まずはコップに手を近付けるために運動を始める。運動を行なっている最中も、関節からは、動いている関節がどこの関節なのか、その関節がどれくらいの量、どの方向に、どれくらいの速さで動いているのかが、感覚として脳に入力されてくる【図7-ⓐ】。

以上は関与する感覚や運動のあくまでごく一部であり、実際には一つの動作のなか

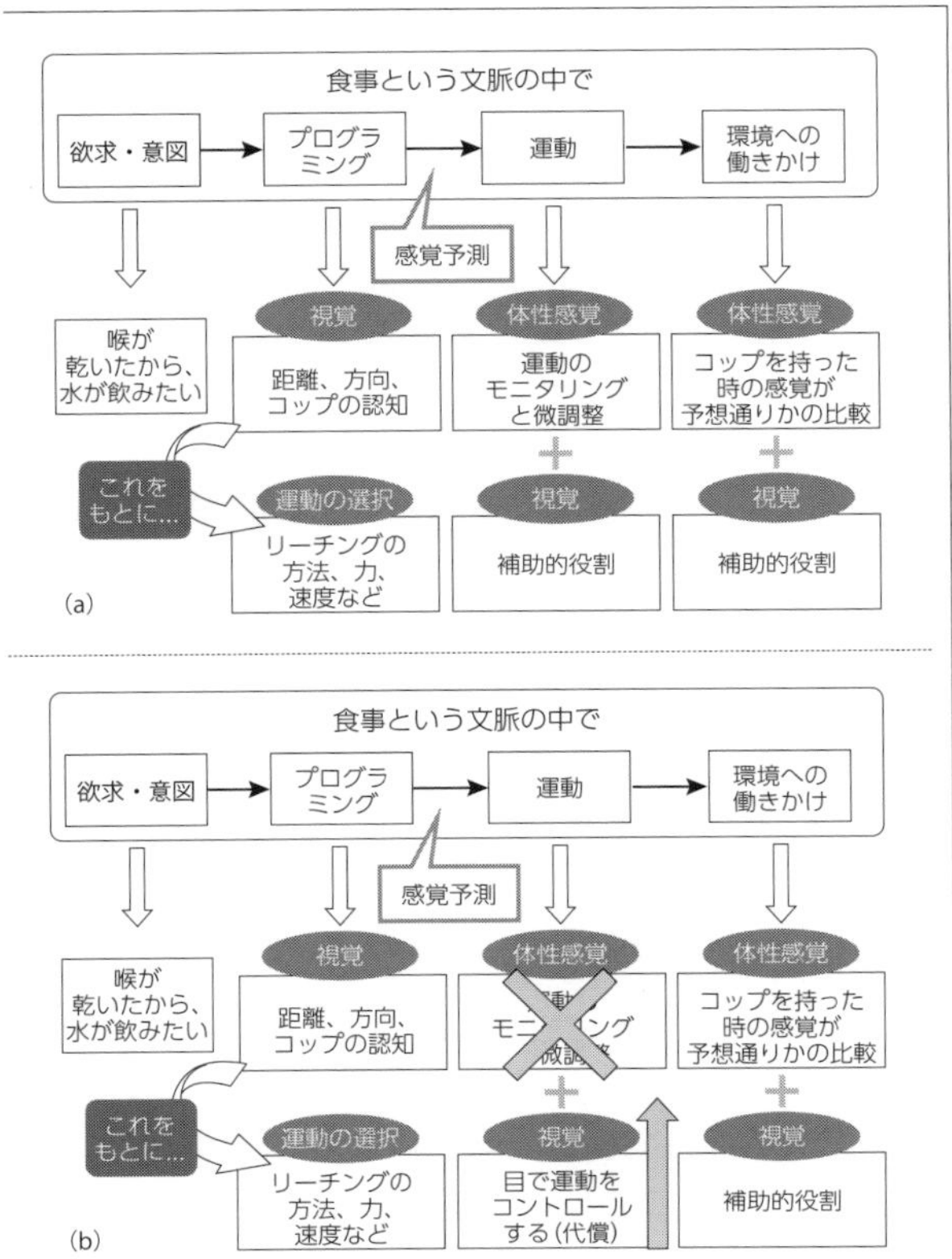

【図7】運動と感覚の関係性。

ⓐ運動する前には視覚が、運動した後は視覚と体性感覚が、それぞれ大切になる。

ⓑ動いている感覚が分からなければ、正確に運動を行なうために視覚で代償が生じてくる。

に、想像しただけで嫌になるほどの運動と感覚が入り交じり、運動と感覚は相互に影響し合っている。
では、ここで一つ、考えてみよう。筋を収縮させて関節を動かすことや、どのような方法で動作を遂行するのかを決定すること自体には問題はないが、動いていることを感じ取ることに問題が生じている場合、動作はどうなるのか。つまり、〈運動は問題なく行なえるが、感覚が分からなくなっている場合、その動作をスムーズに行なうことはできるのか〉という問題である［図7-ⓑ］。

脳卒中の後遺症の多くには、運動障害と感覚障害、高次脳機能障害など様々な問題が混在しており、そのような脳の状態で行なわれる行為や動作はこれらすべての影響を受けている。セラピストは患者の行為や動作を改善するために、複雑に絡み合った問題を紐解いていく必要がある。立てないのはなぜか、コップが持てないのはなぜなのかを、時には運動障害が原因で、時には感覚障害が原因で、と仮説立てていくのだ。

今回の患者に話を戻そう。

徐々に感覚が分かってきており、これを動作に汎化させていく段階まで進んできた時、「動いていること、触れていることが分からないことが動作に大きな影響を与えているのではないか」と私は考えていった。これはいくつかの評価・観察結果から得たものであるが、こうした見立てをした最大の理由は、手指をバラバラに動かせることや損傷が視床であることから、運動麻痺よりも自分が動かしている感覚がよく分からないことが原因となっているのではないと推察されたためである。

この仮説を検証していくために、今、まさに動いている感覚を正しく認識することで、患者の動作がスムーズにならなければならない。このような感覚が分かるようになるためには、自分の身体がどう動き、どのような姿勢になっているのか、持っている物や触れている物がどんな感じなのかを知ることができるのが重要であると考え、次の訓練へと進んでいった。

感覚が分からないなかで生きていくことの本当の意味

脳は日々、変化している。この事実は近年では当たり前のように話されるが、そのことが知られるようになったのは、ほんのつい最近のことであると言っていい。しかし、脳の可塑性に関する研究は非常に多く、興味深い報告も多い。

脳を変化させる要因となるのは、環境と身体が相互に作用した経験である。例えば床の上に立った時、自分の体重が床と接している足の裏にかかり、床が同じ力で押し返してくれている。その結果、自分がつま先に体重をのせているのか踵にのせているのかが分かり、自分の姿勢を教えてくれる。同時に、床が硬いのか柔らかいのか、つるつるしているのかざらざらしているのかなど、床のことも分かるようになっている【図8】。

このように人が環境に対して作用し、同時に体に感じるこれらの感覚が、脳を変化させていくのに大切なのである。人はこのような経験から様々なことを学び、それらの経験から行動を変化させていくことからも、経験が脳を変化させることは容易に想像がつく。この脳の変化には、動作が改善していく観点から考えればポジティブな面ももちろんある。しかし、時には脳卒中

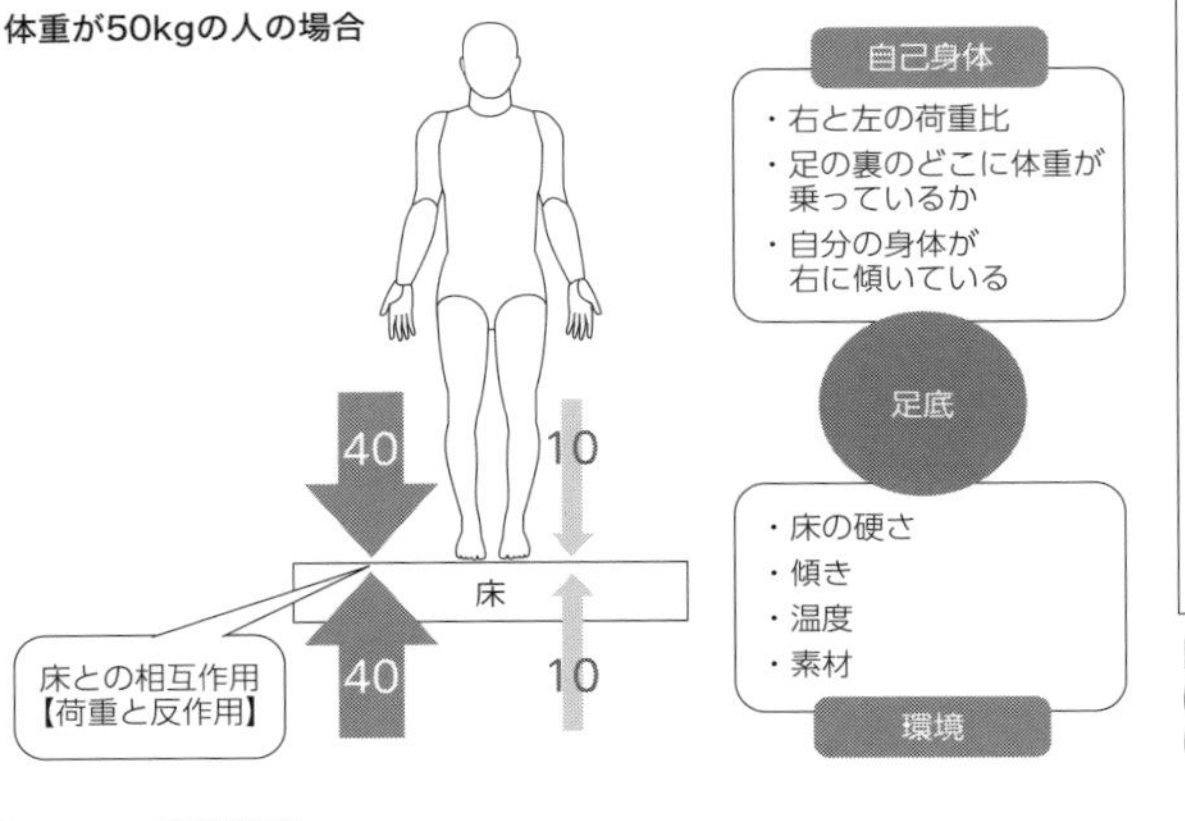

【図8】環境との相互作用。人は動くことで環境を知り、同時に自分のことを知っている例。

後の足を外から振り回すように前に出す「分回し歩行」に代表される代償動作のような、疲れやすくたくさんの力を要してしまう非効率的な行為を定着させてしまい訓練による改善を阻害するなど、ネガティブに働くこともある。

人の脳は、ある一部が出血や梗塞によって損傷した場合、脳のすべての機能が停止するわけではない。例えば、感覚を処理することに関わる脳の領域が損傷された場合、その他の部位は今まで通り活動しようとし、何とか人は生存できる方法を模索していく。

感覚が正常に処理されている状態で生きてきた人が、突然、感覚を処理できなくなった時、何が起きるのか。

次のことが生じる可能性がある（aからdへ、時系列的に生じる）。

a．触れている・動いていることが分からない（感覚障害）
b．目で見て確認する（代償）
c．触れている感覚・動いている感覚をもとに、今の環境に対して効率的に動作を行なっていたが、動かせる身体部位で何とか動作を遂行しようとする（代償動作）
d．このような動作が定着し、改善しにくい状態へと脳が変化していく（二次的変化）

これらの変化が、脳卒中などを発症してから時間が経過した患者の障害像を複雑にしていく。つまり、本当は動いていることが分かる能力があるのに、長期間その感覚が動作に使用されないなどの経験をしてしまうと、感覚が無いように本人は感じてしまい、セラピストにもそのようにみえてしまう。

臨床のなかで、セラピストは患者に残存している本当の能力を見抜かなければならない。もし見抜けなかった場合には改善可能性を見誤ってしまい、本当は良くなるのにセラピストの力量で改善のチャンスを逃してしまう最悪の状態を引き起こすことになる。

今回の患者の場合も先述の通り、感覚を認識する能力が本当はあるにもかかわらず、本人にはその自覚はもちろんなく、それまでのリハビリでも一生戻らないと言われていた。しかし細かく評価していくと、感覚が分からない状態ではできるはずがないことができたり分かったりする場面がみられていた。

例えば、目を閉じた状態でセラピストが麻痺側の肘を曲げた時に、動いているのが分からず手がどこにあるか分からないにもかかわらず、非麻痺側の上肢で麻痺側の手を触ってもらうと手を触ることができる、といったようなことだ。肘が動いていることが分からなければ、自分の肘がどれくらい曲がっているのか、曲がった結果、手がどこにあるのかは分かるはずがなく、触れることはできないはずである。

しかし、動いていることは分からないが、手がどこにあるのかは分かるといった矛盾が、この現象には存在しているのである。これは本患者に限らず時々みられる現象で、こうしたことが起きる理由として、動いていることを感じるための能力と、手で触れるために手の位置を把握する能力が異なっている可能性が考えられる。しかし手で触れるために手の位置を把握するためには、肘の感覚が必須である。よって、非麻痺側で麻痺側に触れられることから、肘の深部感覚は脳で処理できているると考えることができるのだ。

ここまで述べてきたように、この患者の場合、感覚に関しては非常に高い確率で改善していける可能性があり、私のなかで立てた仮説を訓練で検証しながらリハビリを進めていった。

3　視床痛と診断された痛みへの挑戦

そういえば……

実際に訓練を行なっていくと、この方のインテリジェンスの高さも相まって、リハビリの目的、改善後の姿の具体像を私と共有することができ、みるみる改善していった。料理で食材を切る時に麻痺側である左手で食材を抑えるなど、日常生活でもできることが増えていった。さらに、できるようになった動作をどうしたらもっと楽にできるのかなどの改善を目指した。料理の例で言えば、まな板の上で転がりにくい食材は切れるが、ニンジンなど転がりやすい野菜や肉などしっかり押さえなければ切りにくい食材が難しかったため、どうすれば切れるようになるかを一緒に考えながら、リハビリを進めていった。

そんななか、リハビリを開始してから四カ月ほど経過したある日、患者からふと、痛みに関する話が出てきた。

「そういえば、こちらに初めて来た時に、私の視床痛が良くなるって言ってましたけど……先生、覚えてますか?」

「もちろん、覚えてますよ。ここまで上肢の訓練を中心に行なって、日常生活でできることがたくさん増えてきたので、そろそろ痛みに対してリハビリを始めますか?」

「本当ですか? あれから全く話が出なかったので、先生、忘れたのかと思ってました」

当然、この日まで痛みに関する話をしてこなかったのは意図的であった。患者が今、行なっているリハビリにある程度満足した時点で話をしてくれるものと思っていたからである。

先述の通り、痛みの治療を進めていく上では信頼関係が非常に重要になる。四カ月経過した時点で患者が改善を実感し、疑問や悩みに対して私が真摯に、かつ的確に対応してきたことで信頼関係を築けていると感じていた。そのため、患者側から痛みの話をしてきてくれたこのタイミングで介入を開始しても問題はないと判断した。

そこでまず、痛みに関する問診から開始した。問診内容は以下の通りである。

①痛みの現病歴(いつから痛いのか、当初から現在まで痛みの場所や質、量などは変化してきたのか)
②今、感じている痛みは日内変動はあるか、日によって痛みは変化するか、もし変化するならその理由は何だと思っているか
③今、感じている痛みは何が原因だと思っているか
④この痛みは改善すると思っているか
⑤痛みが原因で日常生活がどう影響を受けているか

⑥薬は効いていると思うか／今後、薬を減らしたいか

あらかじめ私のなかで答えが分かっているものもあったが、あえて質問した。すると、一つ気になる点があった。⑥の薬に関する質問をした時である。それは初回の問診の時に感じた違和感でもあった。痛みの治療で薬を服薬している場合、患者はその薬について必ずと言っていいほど調べており詳しくなっている。そのため、副作用や効能などに関して、自分も影響を受けやすいのか等、敏感になっていることが多い。

「今、飲んでいる薬は効いていると思いますか？」と質問すると、薬ごとに効いているかどうかを応えてくれるケースが多数であり、今回の患者についても同様であった。そのなかで、「この薬を飲むと楽なんですよね」と答えてくれた薬があった。

その薬は精神面を安定させる薬であり、そのことを知っているか聞くと、

「もちろん、知ってますよ？　やっぱり精神面が関係してるんですかね……」

当然、そう考えるだろう。しかし、私は違う解釈を説明した。

「通常、視床痛に関しては薬が効かないことがほとんどです。何を服薬しても痛みは変わらず、治療法が分からない痛みなのです。その点、○○さんは薬が効いています。つまり、今の痛みがすべて視床を損傷したことが原因ではない可能性があります」と。

するとその方は、「つまり、視床痛じゃないということですか？」と聞いてきた。

ここが重要なところで、「視床痛ではない」と言い切ることは絶対に許されない。医師が診断し

たものをセラピストは覆してはならないし、患者のなかでは医師が診断した結果以上に信頼できるものは無いため、それを否定した瞬間、信頼関係が崩れる恐れがあるからである。

「視床痛ではないとは言い切れませんが、それ以外にも原因がある可能性は高いです」

「そうですか。良くなりますか?」

「少しずつ進めていきましょう。今よりは必ず楽になります」

四カ月のリハビリのなかでの改善は目覚ましいもので、発症から二年も経過しているとは思えないほどであった。また、この方の身体的な問題点や認知の癖、注意の方法などの〝癖〟も十分に把握していたため、痛みに関しても改善する可能性は十分にあると考えていた。

さらに、初めて来所した時から私の頭のなかには常に患者の痛みのことがあったため、上下肢の評価や訓練を行なっている時も常に痛みの原因は考えていた。

そして私は、一つの仮説に辿り着いていた。

痛みがないと不安になる

視床痛の改善は難しい。現時点で、有効であると言われているいくつかの治療法は散見されるものの、リハビリテーションにおいては明確な治療法はみつかっていないのが現状である。

そこで、私は患者の感じている痛みを三つのカテゴリーに分類して訓練を進めていくことにした。

①医師に診断された、視床を損傷したことによる痛み（いわゆる視床痛）

②長期的に痛みを感じていたことによる脳の変化の影響（慢性痛による痛み閾値の低下など）
③長期的に痛みを感じてきたことによる心理面の影響（痛みを予測してしまうなど）

①に関しては我々セラピストが深入りする原因ではなく、優先順位を下げた。②に関しては訓練と自主トレーニングで進める。③に関しては②のように自主トレーニングや、患者一人で考えていっても改善が難しいため、訓練のなかで教育的な側面を意識しながら介入していくこととした。

これら二つの原因に対し、患者と共通理解をもつべき内容に関しては説明をしながら、段階的に訓練を進めていった。以下に訓練に関する内容を記していく。

患者が痛みを感じていたのは、顔面の左側と左肩から上腕の外側であった。上肢に関してはすでに評価済みであったため、顔面の評価を細かく行なうことから始めた。

初めに、顔面の知覚の状態を評価した。通常、知覚の評価は、

①触れているのが分かるかどうか
②触れている場所が分かるかどうか
③触れている強さは分かるかどうか
④触れている物の質感が分かるかどうか

で行なっている。すると、①から③までは分かっていたが、詳しく聞いていくと、

「物が触れると〈チリチリする〉から、触れていることも場所も強さも分かります」と教えてくれた。

普段、我々は何かに触れた時に痛みが無くても触れたことに気付くことができる。さらに、触れたものがどのような触感なのかも、ほとんど同時に知ることができる。しかし本患者のように、長い期間、同じ質の痛みを同じ場所に感じ続けていると、その痛みで触れたかどうかを判断するようになることがある。つまり〝痛みが生じることで触れたことを知る〟ようになってしまうのだ。

このような場合、時々、朝起きた時に痛みが無いとなぜか不安になってしまうと多くの患者が教えてくれた。痛みが患者にとって必要な感覚（意味のある感覚）になってしまっているのである。これでは、痛みを改善することが非常に難しいのは言うまでもない。

よって今回の患者においては、脳内の身体を再編成していくイメージで、触れた時に生じる痛み以外の感覚（例えば、どのような感触がするかなど）を認識することで自分の顔面を知る、もしくは触れている物を知ることを学習していく訓練が必要であった。

④においてタオルやティッシュを顔面に触れさせた時、〈フワフワ〉や〈サラサラ〉している感じが認識できたため、これらを利用して訓練を考えた。

例えば、タオルを舌圧子（内科などで喉を診る際に舌を押し付ける鉄の道具の木製の物）に巻き付け、顔面の左側にやさしく当てていく。本患者はタオルが〈フワフワ〉している感じは認識できているので、まずは〈フワフワ〉しているかどうかを聞いていく。

〈フワフワ〉した感じが分かったら、その〈フワフワ〉している物が顔のどこに触れたのかを聞く。

この時、回答方法は二種類準備する。

> ①左右同時に同じ物で同じ場所に触れ、触れている場所が左右で同じかどうかを聞く方法
> ②紙に顔を描いておいて、顔面に触れた後にどこに触れたかを、その紙に描かれた顔で示してもらう方法

ともにメリットとデメリットがあり、①の訓練では左右両方を同時に認識する能力が、②の訓練では感じた感覚を一度、記憶する能力がそれぞれ必要になるため、患者にとって回答しやすい方法を選択する必要が出てくる。この患者の場合、分かりにくい身体部位の感覚を記憶する方が、両側同時よりも苦手であったため（両側同時も得意ではなかったが……）、紙での回答ではなく、左右同時に行なった時の左右差を聞いていく方法を選択した。

また、顔面とは別に口唇に対しても同様の評価を実施すると、顔面とは少し異なる感覚が生じていた。具体的には、唇を厚く感じたり、ひりひりしたりする感じであったため、顔面と口唇は分けて訓練を実施していく必要があった。

ただし、顔は表情が代表的なように、目、鼻、口などがバラバラで意味をもつのではなく、すべてで意味をもっている。また、口腔内に関しては舌がどう動いているのかなどを、動かしている感覚や口の中に舌が触れる感覚などから知っている。そのため、顔面の場合、表情や発話、口腔内を訓練に取り入れていく必要があった。

4　脳は矛盾を嫌う

頭の中の地図を書き直す

ここまでの評価と訓練は接触に関するものなので、次に運動感覚に関する評価を行なった。今回の患者においては、麻痺側の顔面に運動麻痺が若干見られており、自分の思っている表情や口の形と実際の形がずれている可能性があった。

そのため、実際の顔の動きと自分の思っている顔の動きがずれていないかを確認した。単純に、鏡を見ながら喜怒哀楽の表情をしてもらったり、〝あいうえお〟の口の形をしてもらったりし、口の形や口角の位置、頬の皺の寄り方などの確認から行なった。

「私の顔の左側って、こんなに頑張ってるのね。自覚は全く無いのに……」

顔面麻痺は、初期に運動を無理矢理行なうと過収縮を起こしやすいことが分かっており、左右同じように動かしているつもりでも麻痺側が過剰に動いてしまうことは少なくなく、今回も同様であった。そのため、まず左側の過剰な努力に気付けたことは大きく、鏡を見ながら動かす自主トレは有効であると考えられた。

この自主トレは動かし方を覚えることが最大の目的ではなく、自分が動かそうとした意図（どう動かそうとしたか）と実際の結果の差を小さくしていくことが重要であった。この自主トレにおける私の意図には、脳の特徴が関係している。

脳は〝矛盾を嫌う器官〟であり、予測したことと実際の結果が異なると何らかのアクションを起こす。例えば、「この動きをこの目的で行なうと、このような感覚を身体のここに感じるな」と予測した場合、実際に動いた結果、返ってきた感覚が予測通りかどうかを判断する。もし予測通りでなければ、なぜうまくいかなかったのかを考え、修正して次の運動へと汎化させていく。これが学習に繋がる。

しかし、痛みが加わっている状態で学習が生じてしまうと正しく学習をしていくことができない。予測していた感覚ではなく痛みを感じてしまうのでは、正確に自分がうまく動けたかどうか分かるはずがない。むしろ「この動きをすると痛いんだ」ということを学習してしまうのではないだろうか。また、予測と結果の差を学習へ繋げることができず、単純な不一致として捉え、異常な知覚になってしまうのではないだろうか。

長期間にわたり痛みを感じていた患者には、このような可能性が考えられた。そこでまずは自主トレから開始し、長期的に観察していくことにした。

ここまで、顔面・口唇の接触の感覚と運動感覚の評価を行ない、最後に口腔内を評価した。口腔内に関しては、顔面などとは異なり視覚で見ることはほとんどない。そのため、目で確認しながら何かを行なう訓練ではなく、舌が口腔内を動いている感覚、舌と頬の内側がそれぞれ触れ合う感じや口の中に入れた物が舌や頬に触れる感じなどが重要になると考えられた。

そこで、セラピストが舌圧子で患者の舌の縁をなぞるように触れ、左側と右側それぞれに触れられた時に舌の大きさが異なるかどうかを聞いた。すると、

「舌の大きさは一緒だけど、舌の先端の方が舌の横より分かりやすい」

と回答した。次に、舌圧子を頬の内側に押し当て、左右の感じを聞いた。

「右と比べて、左側の頬の方が硬い感じがする」

つまり、左の頬の方が右側と比べて柔軟性が無いように感じていた。舌圧子で押している時の頬の広がり方など、私からみた感じでは大きな差は無いようにみえたが、本人の感覚としては硬い感じがしていた。最後に、舌で唇をなめてもらうと、

「さっきのタオルの時とはまた違う違和感がある」

と回答した。

自分でなめる時は舌を自分で動かしているので、舌を運動させた感覚など様々な感覚が同時に入力されることになる。その結果、自分では何もせずに触られた時と、自分で舌を動かして口唇に触れた時では、唇に感じる感覚が異なっていた。おそらく、自分で舌を動かして唇に触れた時は、先ほど記したような予測と結果のずれが何らかの影響を及ぼしたものと考えられた。

ここまで行なってきた評価から、評価を行なう前からすでに仮説としてもっていた、予測と結果の不一致による違和感が影響している可能性が高くなっていた。つまり、基本的な介入の考え方として、まずは顔面についての頭の中の地図のようなものを再度書き直す作業が重要と考えられ、そのためにも今の自分の顔面はどのような感覚がしているのかを、部位別に知っていく作業を行なった。

ただ、週に一回の介入では足りないため、先ほどのような自主トレーニングをやってもらうこととした。リハビリの経過をみながら自主トレーニングを更新し、少しずつ顔の痛みの改善を目指していった【図9】。

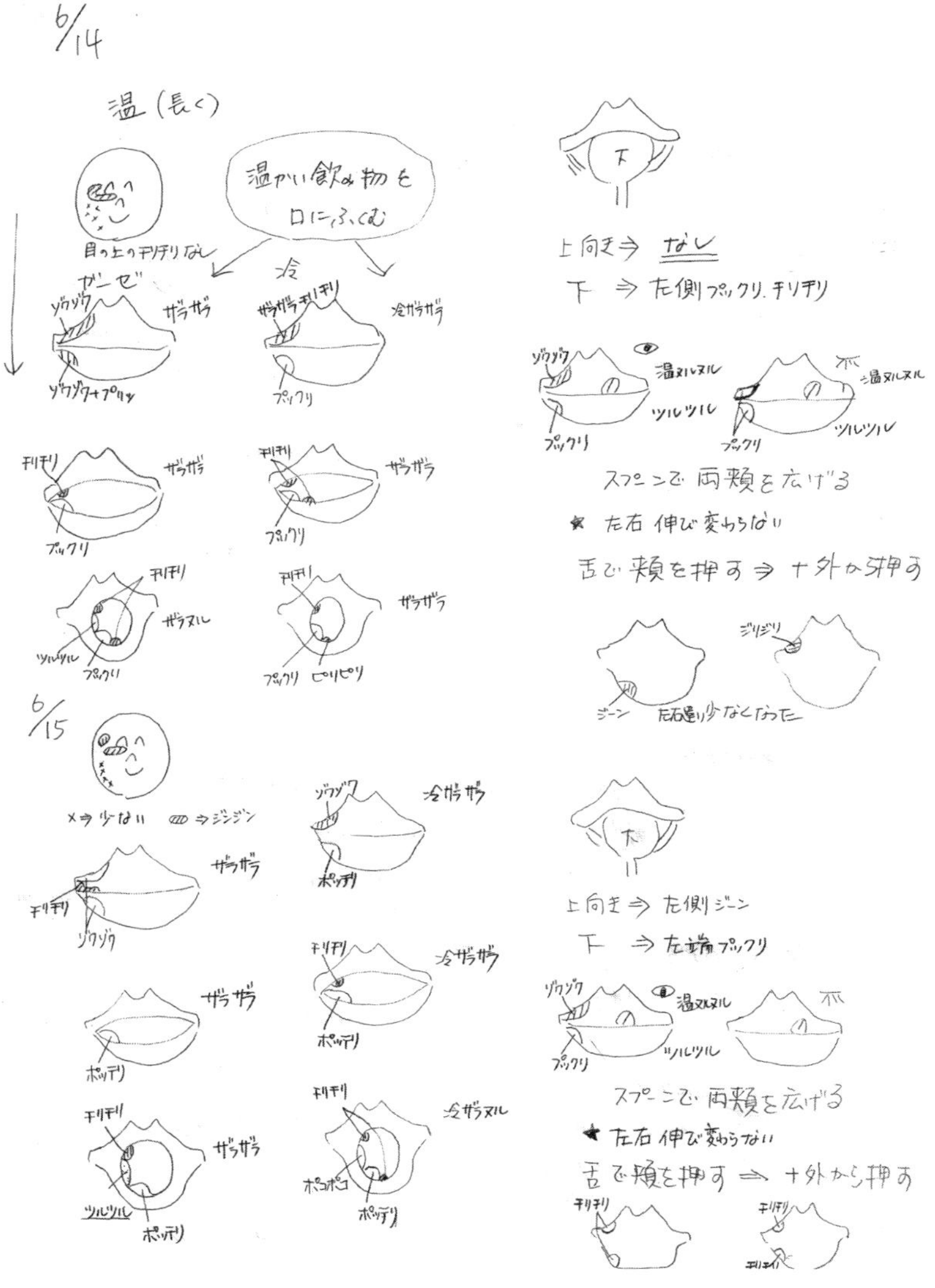

［図9］ 自主トレーニングの記録。本人に行なった内容とその時の感覚を記録してもらった。

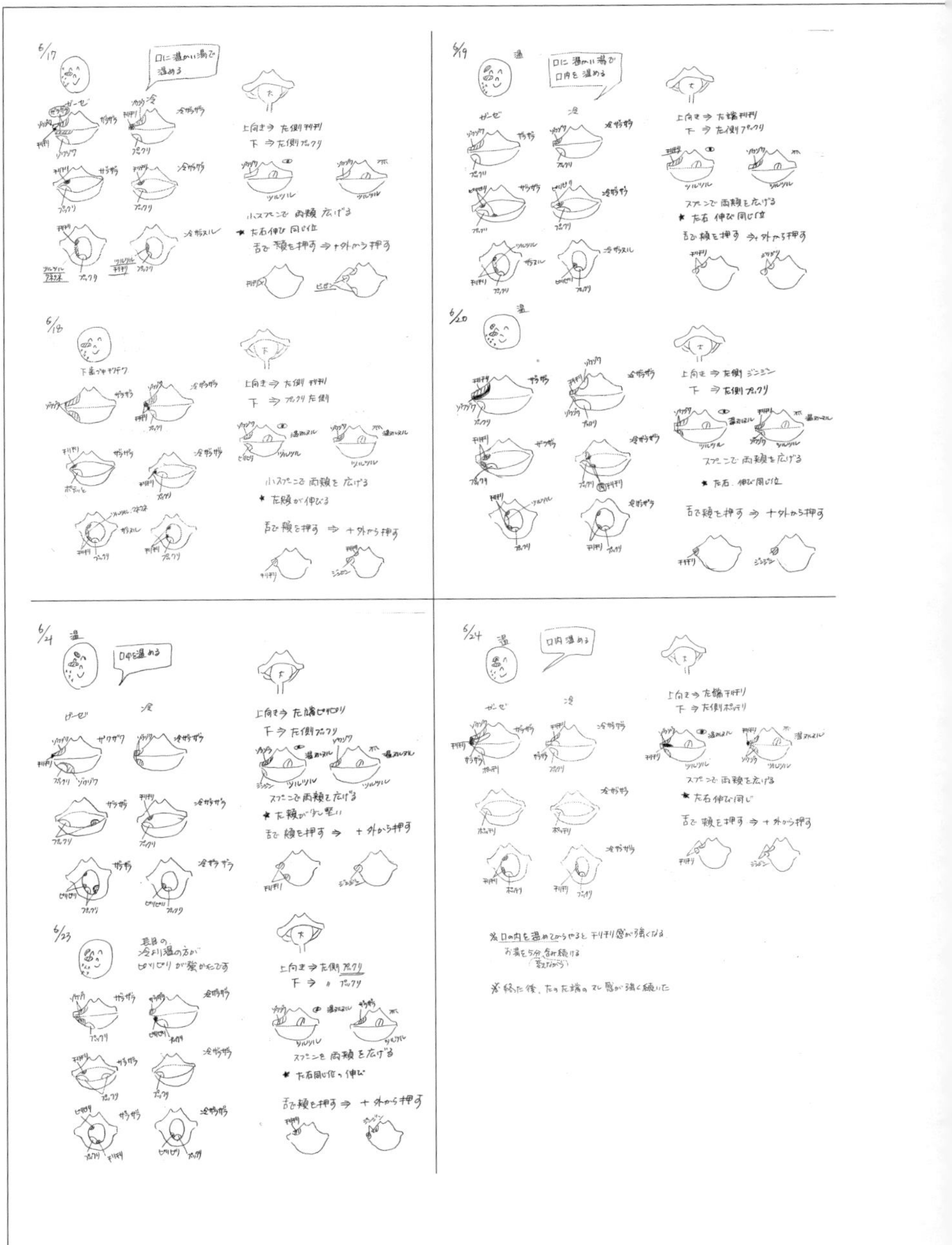
6/17
口に温かい湯で温める
上向き⇒左側チリチリ
下⇒左側プックリ
小スプーンで両頬広げる
★左右伸び同じ位
舌で頬を押す⇒十外から押す
6/18
上向き⇒左側チリチリ
下⇒プックリ左側
小スプーンで両頬広げる
★左頬が伸びる
舌で頬を押す⇒十外から押す
6/19
口に温かい湯で口内を温める
上向き⇒左端チリチリ
下⇒左側プックリ
スプーンで両頬を広げる
★左右伸び同じ位
舌で頬を押す⇒十外から押す
6/20
上向き⇒左側ジンジン
下⇒左側プックリ
スプーンで両頬を広げる
★左右伸び同じ位
舌で頬を押す⇒十外から押す
6/21
口中を温める
上向き⇒左端ピリピリ
下⇒左側プックリ
スプーンで両頬を広げる
舌で頬を押す⇒十外から押す
6/23
下⇒〃プックリ
舌で頬を押す⇒十外から押す
6/24
口内温める
上向き⇒左端チリチリ
下⇒左側ポッテリ
スプーンで両頬を広げる
★左右伸び同じ
舌で頬を押す⇒十外から押す
※口の内を温めてからやるとチリチリ感が強くなる
お湯を5分含み続ける
(数えながら)

リハビリの効果と患者の変化

具体的に提示した自主トレーニングだが、最終的には四つに分けられるため、整理した。

①顔面に物が触れている感じ
②口唇に物が触れている感じと舌で触れた時の感じ
③表情や話している時の口の形などの、顔全体のバランスと力を入れた感じと感覚の修正
④舌で頬の内側に触れたり、舌圧子などで頬の内側を押した時の頬の動いた感じの整理

これら四つを経時的に提示することで、自分の脳の中の身体の顔面に対する認識を実際の顔面と合わせていった。

訓練を開始した初めの頃は、顔面の左側では痛みや違和感だけを感じていた。だがリハビリや自主トレーニングを進めていくと、自分の頬や唇には硬い所や柔らかい所があること、顔を洗った後にタオルで顔を拭くと自分の顔ではタオルのフワフワした感じを感じていることを患者は知っていった。

このような自分の顔を知る経験は、患者にとって非常に大きな出来事だったのではないかと思っている。この時には、顔面の過剰な動きは軽減し、顔面や頚部における痛みが無い時があるなど変

化がみられてきていた。

ここまで述べてきたように、私は患者の今の状態を非常に細かく評価し、痛みの原因や今の自分をどう認識しているのかを考える。この作業は専門的であり、セラピストが行なうべき作業であることは間違いない。

しかし、患者も同様に知らなければならないことがあるのではないだろうか。それは、セラピストが教育的な観点から患者に知識を提供した上で、患者が身体を通して自分自身について考えることである。また、患者が考えていく時に今よりも楽な状態へと導いていくために、セラピストは時には訓練を通し、時にはコミュニケーションを通して患者と会話する必要がある。この手続きを踏んだ結果、今の自分を歪み無く感じ、認識することができれば、一歩前進することができるのだ。

今回の患者のように薬でコントロールされている痛みは、自分では何もコントロールができない状態になっており、今の自分にとって感じている痛みが「邪魔者」でしかない。だが、その痛みは「私の身体」に生じており、その原因が脳にあることを患者が知ることは大切なのではないだろうか。そのためには、患者の希望をセラピストが受け止め、最短のルートで改善へと導いていく必要があり、今回の患者においては痛みへ介入する前に信頼関係を築くことを重視した。その結果、痛みに関する私の説明を丁寧に解釈してもらい、訓練や自主トレーニングも非常にスムーズに進めることができた。

この患者は現在も当センターの利用を継続しており、自主トレーニングの更新も続いている。まだ痛みが残存しているが、薬を飲まなくても痛みを徐々にコントロールできるようになってきており、自分なりに痛みが出る時と出ない時の差が分かってきている。このことは痛みの自己管理に繋がり、直接的に患者のＱＯＬを変化させた。

私とのリハビリのなかで、本人が考えている痛みの原因や感覚など身体にまつわることと、私が考えていることなどを素直にぶつけ合ったこの患者は時には納得し、時には腑に落ちないこともあっただろう。

だが、これらの過程こそがリハビリにおいて非常に重要であったことを今回のリハビリを通して私は学ぶことができた。患者自身が今の自分を正面からみつめ、何が問題なのかを深く考えることができたのではないかと思う。

このことは、治らないと言われた視床痛を変化させ、今後も様々な変化を導いてくれるものと私は考えている。

「病前の私」ではなく、「未来の私」を目指して――。

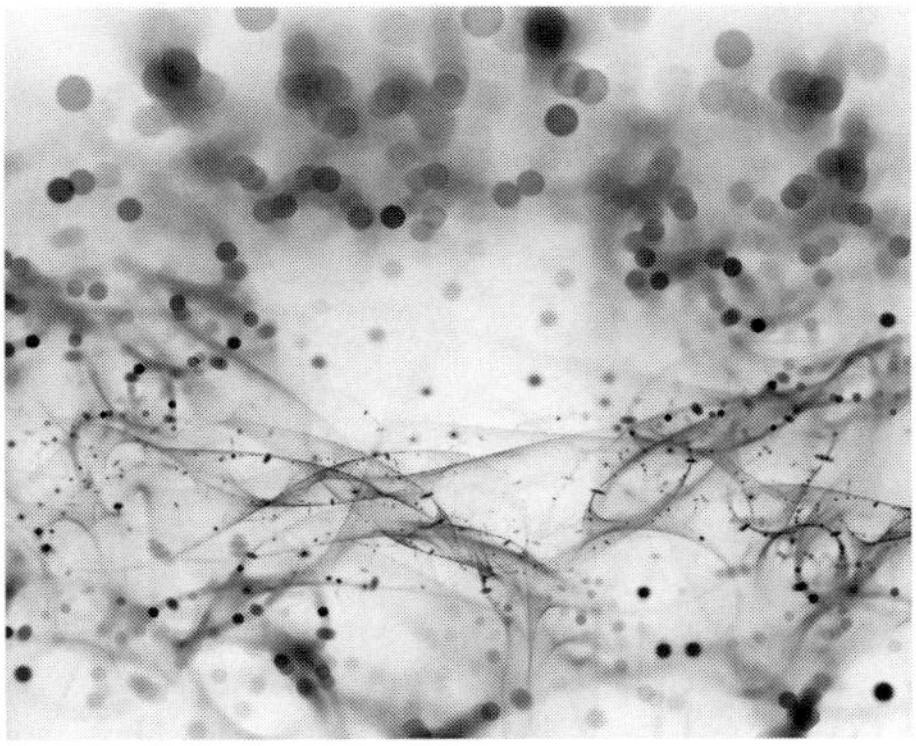

第7章 「私は脳の病気なのよね？」

1 脳に対する訓練の自覚

脳卒中は脳の病気

　脳梗塞や脳出血などの脳血管疾患を発症すると、様々な後遺症が出現する。そのほとんどは身体的な問題として現れ、患者も「体がいうことをきかない、触っている感覚が分からない」と、身体に問題があることを自覚する。このように身体に問題があると患者自身が自覚することは、半分正解で半分間違いである。なぜだろうか？

　骨折などの整形外科疾患のように身体そのものを損傷し、運動や感覚に問題が生じた場合、痛みや筋緊張の異常が生じる。この痛みや異常な筋緊張の状態が持続することで、直接脳に問題が無い場合においても、二次的に脳にも影響が及ぶことがある。よく知られているのは無視様症候群と呼ばれているもので、怪我をした四肢が動くにもかかわらず、動かさないように動作を行なう症状である。このように、痛みなどが長期的に持続することで脳に変化が生じ、身体の問題だけでは説明がつかないケースが多く存在している。

しかし脳卒中の場合、直接的な問題は脳にあり、その症状が身体に現れるという構造をしている。これは「脳が身体を動かし、脳が身体を感じる」といった、いくらか哲学的な要素を含んでいるのかもしれない。つまり、脳卒中患者に対する訓練の時には、脳で何が起きているのかをセラピストは細かく知らなければならないし、脳と身体の神経的な繋がりにどのような問題が残存しているのか、またうまく機能している部分はどこなのかを知らなければならない。

「麻痺している方の足が重いんです……」

これは、脳卒中患者がよく訴える症状の一つである。

足が重く感じるのは筋力が低下しているから……このように考えていくと、リハビリの内容は自ずと筋力強化となる。あまりに自然で理解がしやすいため、疑う余地がないようにも思うが、実は疑問だらけである。

まず、健常人である我々ですら、日によっては体を重く感じる(倦怠感のような感じ)ことがある。これは明らかに筋力不足ではない。また、スポーツなどのトレーニングで足に重りを付けたことがある人はイメージしやすいが、付けてすぐの時は重いと感じても、じきに慣れてくる。しかし、脳卒中患者が自分の身体(特に四肢)の重さに慣れることはまずない。ずっと重いのである。

この二つの例を考えるだけでも、本当に筋力不足なのかと疑問が浮かんでくる。この疑問を解決するために、セラピストは脳血管疾患が脳の病気であることを理解しなければならない。体に問題の在処《ありか》を追究するのではなく、なぜ目の前の患者は重さを感じているのかを、重さを感じるメカニズムの視点から観察するのである。脳血管疾患のリハビリを前に進めるヒントはそこにしかない。

では、脳血管疾患患者もセラピストと同様に、自分は脳の病気であることを知らなければならないのだろうか。セラピストだけではなく、患者自身が自分は体の病気ではなく脳の病気であることを自覚することは、学習をしていく上で有用なのだろうか。身体が重く感じるのは脳に何か問題があるのではないかと考える必要はあるのだろうか。

脳の病気であることを知っていることが、その人の学習においてポジティブに働いてくれるのか――。この疑問に対する一つの答えをある患者が教えてくれた。

違和感という主訴

脳卒中後のリハビリテーションは、そのエビデンスが明確になっていない。やらないよりやった方がよいというレベルである[1]。各疾患に対するリハビリのほとんどはエビデンスがはっきりしないなかで行なわれており、その内容が単純化している。

例えば立ち上がりができない患者には、理学療法士などが介助をしながら立ち上がりを繰り返し行なう。また、歩行が困難な患者には必要な動きを獲得させるために筋力増強訓練を行ない、介助をしながら歩行訓練を行なうなど、できない行為を実際に行なわせること自体が訓練になっているのである。

このような運動療法における方法には、いくつか疑問がある。ここでその議論はしないが、以下で紹介する患者のケースでは、セラピストにおいても患者においても、前述のようなできていない行為をその行為の無理矢理な反復によって教え込もうとする意識を改革することが重要であった。

[1] 日本脳卒中学会 脳卒中ガイドライン委員会編『脳卒中治療ガイドライン2015』協和企画、2015年

どういうことか、順を追って解説していこう。

本患者は症状が軽度であったこともあり、最初に入院した病院(急性期病院)からリハビリ専門の病院(回復期病院)へ転院せず、退院して自宅に戻った後、私の勤めるセンターへ来所した。初めて介入した時は目立った運動麻痺は見られなかったが、上下肢に重さを感じ、上下肢を動かす時にややぎこちなさを感じていた。また、足の指に痺れ(感じにくさ)を感じている状態であった。

少し話が逸れるが、近年の医学の進歩に伴い、従来、脳卒中の後遺症とされてきたものに少し変化が見られるようになっている。そのなかでも、顕著な麻痺は見られないが、痺れや違和感程度の動かしにくさが残る方が多くなってきている印象がある。

これは血栓を溶かす薬の進歩に伴い、今までは重症化していた脳梗塞が軽度で済むケースが出てきているからではないかと考えている。そのため、麻痺は残らないが「何か違和感がある」といった、本人にしか分からない程度の後遺症をもつ患者と出会うことが以前よりも増えてきている。

重度の運動・感覚麻痺を日々見ているセラピストは、違和感程度の後遺症を軽視する傾向にあるが、当事者にとっては日常生活を揺るがすほどの重要度がある場合が多い。セラピストはそのことを肝に銘じなければならない。今回の患者は身体を重く感じているという「違和感」を主訴としており、それを改善したいという希望をもっていた。

2　患者の意識を変えていく

「力がまだ足りなくて重く感じるんです」

話を戻そう。この患者に初めて問診を行なった時、患者が話してくれたのは、今の自分の身体をどう認知し、どう捉えているのかという内容だった。

「力がまだ足りなくて重く感じるんです。ぎこちないし……」

この言葉から、患者が自分の身体を重く感じていることが分かる。特に、動かした時に重く感じているのだろうとも想像がつく。実際に身体のどこが重く感じるのかを聞いてみると、特に足が重く感じると教えてくれた。

また、身体を重く感じる原因が、自分の力の無さが原因だと考えていることもはっきり表してくれている。生活期にある患者は「力が無いから……」と自分の問題点を話すことが多い。

この背景にあるのは、急性期や回復期のリハビリのなかで、筋出力を向上するような訓練を中心に行なってきた経験や、歩行などの動作が行なえない原因が筋力不足であるとセラピストなどから説明された数多の経験である。もちろん、発症後に寝ていた時間が長いことで生じる廃用性の能力低下など、二次的に筋出力不足が問題となるケースもあるが、今回の患者に関しては、力が足りないことが身体を重く感じている直接的な原因とは考えにくかった。その理由を次に述べていく。

第一に、発症からまだ日が浅く、発症した翌日から歩けていたこともあり、麻痺側の下肢には筋の萎縮などが見られていなかった。そのため筋出力が顕著に低下しているとは考えにくく、筋力を向上したとしても、今、感じている重さやぎこちなさが改善するとは考えにくい。実際、筋力には大きな左右差は見られなかった。

このようなケースにおいて訓練を行なっていく上では、身体を重く感じていることや、動きのぎこちなさの原因が筋力不足であると考えている患者の意識を変えていくプロセスが重要になる。というのも、私が行なう訓練の内容は筋力を向上させるようなものではないため、患者が訴えている主訴の改善と違和感なく動けるという目標を達成していくために意味のあるものだと認識してもらう必要があるからだ。そうしなければ、訓練自体に集中することも改善していくことへのモチベーションを高く維持することもできなくなってしまう。その結果、訓練による学習が生じにくくなり、改善できるものも改善できなくなってしまう。つまり、患者の感じている違和感が筋力不足以外にも原因があるのではないか、と考えられるように導かなければならない。

筋力不足が原因であると考えている患者の意識は、訓練効果とは別に、リハビリにおける患者と私との信頼関係にも影響してくる。「私は筋力を上げたいのにこの訓練じゃ意味がない」と思われていては本末転倒である。

患者の意識を変えていく時に大切なのは、筋力が足りないことを否定しないことである。少なくとも、長時間、体を動かす時に必要な筋持久力（長時間歩き続けるための体力など）の低下などがみられている可能性はまだ否定できなかった。そのため〝スムーズに動くために必要な筋力が不足している可能性はもちろん考えられるが、それ以外にも、身体を重く感じる原因が考えられる〟というスタンスで患者には説明していく必要がある。つまり、患者の意見を尊重しつつ本質に近付いていくために教育の視点をもつ必要があるのだ。

では、実際どのように教育していけばいいのか。何をどのように説明すれば、患者の意識を拒否感なく変えていけるのだろうか。

本患者においては、まず重さの原因が何なのかを説明していく必要があった。

そもそも人が身体を重く感じる要因は大きく分けて三つ考えられる。

> ①物理的に重い（トレーニングなどで重りを足に付けている時など）
> ②疲労（夕方になると体が重だるく感じるなど）
> ③期待した筋出力と実際の筋出力が異なるケース（麻痺や骨折後など）

今回の患者は③であろう。

先述の通り、もし私のような健常者が足に五〇〇グラムの重りを付けて生活をしたら、重りを付けて間もなくは足を動かした時に重さを感じているが、徐々に順応し、いつしか重さを感じなくなる。この状態で重りを取ると自分の足が軽くなったように感じる。実際は、重りを付ける前の重さに戻っただけであるはずだが、足が軽くなったように感じるのである。

この重りに慣れたり足を軽く感じたりする現象は、ヒトがいかに高い順応性をもち、いつも感じている自分の身体の感覚（重りを付ける前の感覚）を思い出すことがいかに難しいかを教えてくれる。

重さを感じる

そもそもヒトは、動作中に自分の身体の重さを感じることはまずない。例えば水の入ったコップを手に取ろうとして腕を伸ばしていく時に「これが自分の手の重さかぁ……」と感じていては、手が正確にコップに到達することはできなくなるだろう。自分の身体の重さは、自分の身体のことを「知っている」から感じないのである。すなわち、体を動かす前にあらかじめ自分の身体の重さは計算のうちに入っているのだ。この自分の身体を知る過程は、日々、動いたことによって返ってくる感覚にもとづいている。コップで水を飲む時には、自分の身体の重さが加味された状態で力の量が決定され、ここにこれくらいの力を入れればスムーズに遂行できるといったように、予測と実際に動いた結果の検証が必要である。

このように自分の身体の重さを計算に入れることができ、計算結果にもとづいて筋出力が決定されていく過程があることで、自分の身体の重さを自覚せずに、持ったコップの重さを感じることができ、スムーズに水を飲むことができる。

先ほどの健常人が重りに順応していく例から考えても、動いたことで入力される感覚から重さを認知し、それが次に動く時の筋出力の調整に活かされていることが分かる。これが無意識で行なわれている運動学習である。このサイクルが常に回ることで、ヒトは重さや形の異なる洋服や靴を装着して、違和感なく生活することができている。

しかし脳卒中を発症した患者は、自分の身体の〈異常な〉重さに決して順応することができない。むしろ、発症から日が経てば経つほど身体が重くなっていくように感じる患者も少なくない。これはどういうことなのだろうか。

これを考えていくために、まず、動くことには次のプロセスがあることを示していく。

①意図（何のために動くのか）
②方法（どのように動くのか、どこを動かしどれくらいの力が必要か）
③予測（どのような感覚が生じ、どのような結果になるのか）
④実施（実際に動く）
⑤検証（予測した通りに動けたかどうか）
⑥蓄積（次の動作に活かすために結果を蓄積する→この蓄積されたものが②で使用される）

これら①〜⑥のプロセスを経て、ヒトは行為を遂行する。このプロセスをもとに健常の人が身体の重さを感じる可能性を考えていこう。ここでは重さに着目して考えていく。

例えば喉が渇いたのでコップに入っている水を飲む場面を想像してほしい。

コップで水を飲む時の「①意図」は「喉が渇いたから水を飲みたい」であり、生理的欲求にもとづくものである。生理的欲求の他にも、社会的行動（会社へ行かなければ）や情動的行動（楽しいから手を叩く）など様々な理由から意図は生まれてくる。

この「①意図」にもとづき、どうやってコップに入っている水を飲むかの「②方法」が選択される。初めてコップで水を飲む場合を除き、今までコップで水を飲んだ経験がある人であれば、以前、経験した重さや素材感（ガラスなのか紙なのか）などの記憶が参考にされる。視覚（どこにコップがあるかなどの場所など）と記憶をもとに決定された方法には、どこにどれくらい力を入れるのかも含まれている。

次に、②で決定されたやり方でコップを持った場合、どれくらいの重さに感じるのかなどの様々な感覚が、実際にコップを持つ前に予測される。これが「③予測」である。

このように予測がされているなかで実際に上肢を動かしていく（「④実施」）。そしてコップを持った時に、予測（③）で推測された通りの重さであれば、スムーズかつ重さを感じずに水を飲むことができる（「⑤検証」）。予測通りに実施できれば、次回以降も同じ方法で問題ないと判断され、「⑥蓄積」が行なわれていく。

コップで水を飲む行為のなかで、もし重さを感じるのであれば、

- ・②の方法で考えた力の量が、身体やコップの重さに対して足りない場合
- ・②の方法で考えた力の量は正しいが、④の実施の時に何らかの理由で力が足らず、結果的に力が不足していた場合
- ・③で予測した重さが、実際の重さより軽く予測されていた場合
- ・実際に動いた結果入力された感覚が、感覚麻痺や身体の怪我などが原因で正しく感じられない場合

以上の四つの場合が考えられるであろうか。

先述した通り、通常は身体の重さを感じないことで、コップの重さを感じることができる。つまり身体の重さを知っていることで動く前に予測することができ、実際に入力されてきた感覚から身体の重さを引き算できるのだ。しかし、このプロセスのエラーによる重さの感覚は、自分の身体を重く感じる原因にも置き換えることができる。つまり、予測が間違っているのか、実際の運動がうまくいっていないのか、感覚が間違っているのか……。一つでも「ずれる」ことによって自分の身体を重く感じる可能性が考えられる。

今回の症例においては、動いた時に身体を重く感じる原因は、初回の介入ではまだはっきりと分からなかった。いずれにしても、この行為のプロセスの複雑さや脳卒中後の重さへの順応の難しさに関する私自身の経験から、患者が一人でこの重さを改善するのは非常に難しいことは容易に想像できた。

私はこうして、筋力不足が原因と考えている患者に何を教え、どのような訓練を行なうことで何を学習させていくのかが非常に重要になることを、改めて認識していった。

3「身体の重さ」に対する患者の意識が変化した

「どうしてこんなに難しいの？」

本患者は顕著な運動麻痺や感覚麻痺が無く、歩行や上肢による行為（茶碗を持つなど）の時に上下肢を重く感じていた。しかし本人が感覚に問題がないと思っていたとしても、細かく評価を行なっていくと、感覚において様々な問題がある場合は少なくない。

患者は一般に〈動かしにくさ〉のように運動に問題があることは自覚しやすいが、軽度の感覚の問題を自覚するには、多くの注意が必要な場合がある。もし自覚があったとしても「感じにくい」のような発言しか聞かれず、感覚の何が分からないのかを詳細に自覚することは容易ではない。しかも、今回の患者が主訴に挙げていた重さや痺れは患者にとっては感覚の一部のように感じられており、本人にしか分からないことでもあるため、事細かに問診を行ない、原因を探っていく必要がある。

この感覚の特徴と先述の身体の重さの特徴を踏まえて、筋力不足だけではなく、他にも問題があることをどのようにして教育していくかに重点を置いた。そのため、ここからは具体的な訓練ではなく、私とのリハビリのなかで身体の重さに対する患者の意識にどのような変化が生じていったのかを中心に具体的に解説していこう。

まず、自分の身体を正確に認識できているのかを評価していった。患者自身は問題がないと思っている感覚を用いた検査になるため、もしここで問題がみつかった場合、本人からどのような発言があるのかを知りたかった。

患者はベッドに腰をかけ、正面に置いた腰の高さに設定したテーブルに掌が着くように両手を置いてもらう【写真11】。その状態で、指の下に長さが一センチメートルずつ異なる、幅一センチのスティックを入れて、いろいろな質問をしていく。この時に使用するスティックは、長さが一センチから四センチまでの計四種類を準備した［写真12］。患者に行なう質問は何種類か考えられ、例えば〝何センチの物が入っているのか〟、人指し指と中指にそれぞれスティックを入れて〝どちらのスティックの方が長いのか〟などを質問していく。この検査によって、指一本一本に正確に注意を向けられるか、指の下にスティックが入った状態の手全体の形状を捉えられるのかなどが大体分かる［写真13］。

検査が始まってすぐはすらすらと答えていた患者も、スティックを入れる指が増えてくると、悩む時間が延びてきた。すると、

「どうしてこんなに難しいの……？　感覚は問題ないはずなのに……」

とポロっと言った。この検査を行なっている最中は、患者は不安そうな雰囲気であるよりも、少し楽しそうな表情だった。そのため私は、

「感覚自体は問題ないのですが、複数の指に同時に集中したり、手全体がどのような形をしているのかを考えようとすると急に難しくなりますね」

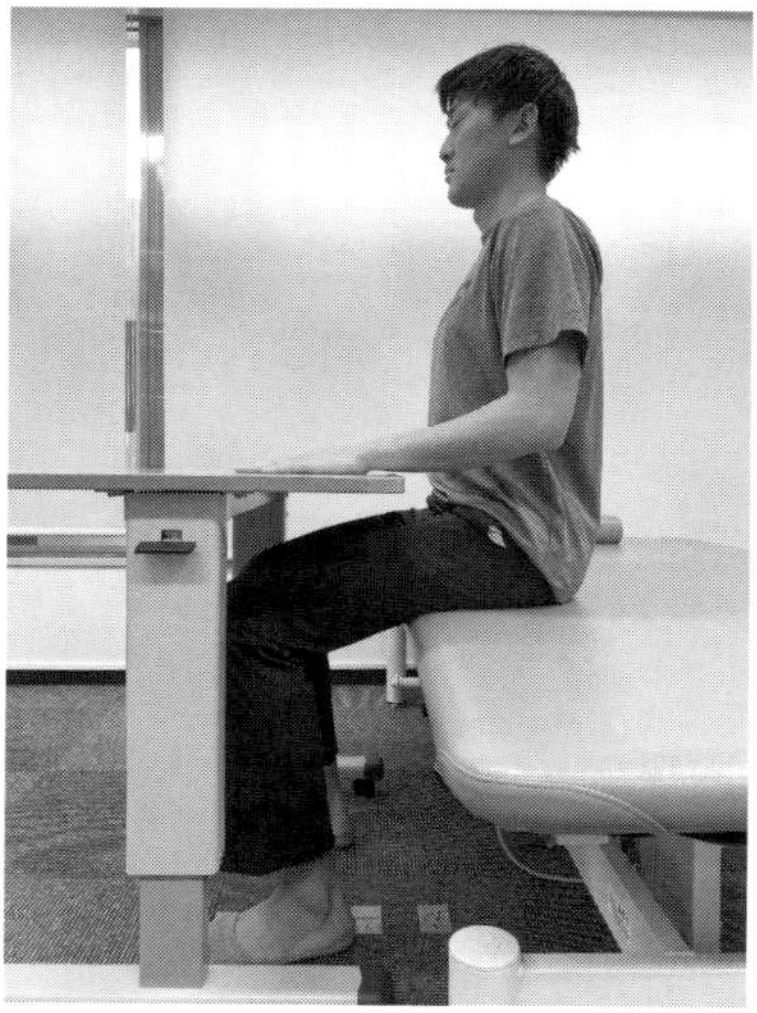

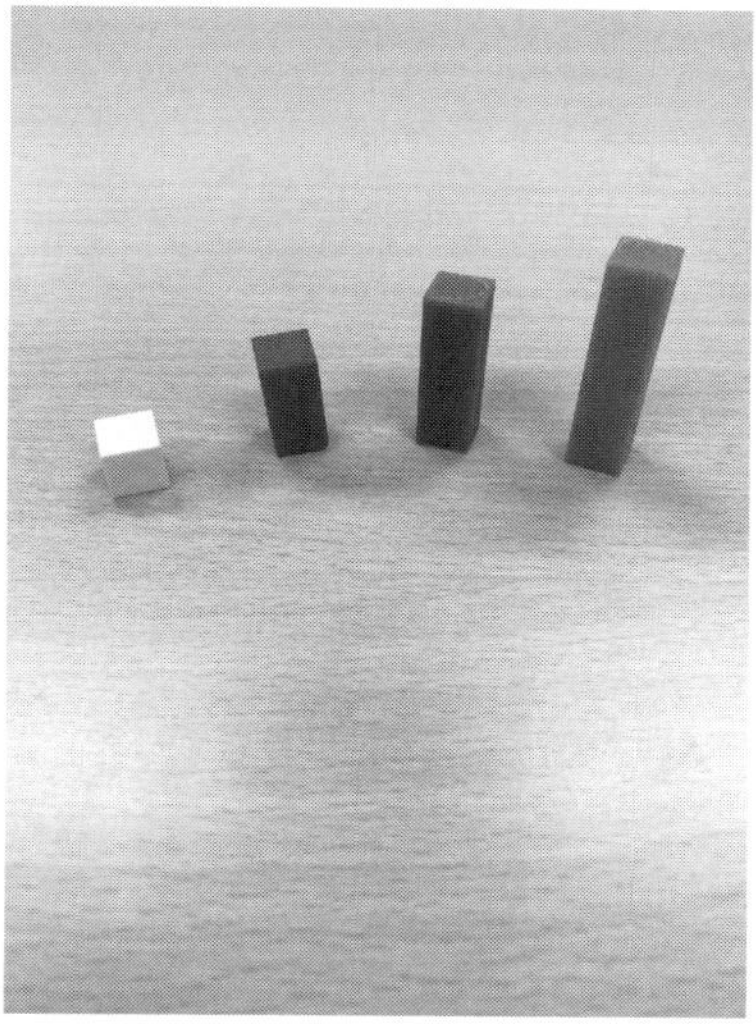

［写真11］開始姿勢。テーブルに楽に手を置ける高さと位置に設定する。

［写真12］訓練に使用した道具。1cmずつ長さが異なる。

と説明し、新たな問題が発見されたことを明確にした。すると患者は、

「確かに一本ずつなら簡単ですものね。だからお茶碗をよく落とすのかしら」

と、さらっと衝撃的な発言をした。

問診の時には話してくれなかったが、感覚の評価を行なっていくなかで複雑な知覚において問題があることを患者自身が自覚すると、日常生活のなかで生じている問題が感覚の分かりにくさと関係しているのではないかと、自ら考え始めたのである。つまり筋力が足りないこと以外にも自分には何か問題があり、その問題が日常生活で生じている行為の障害と関係しているのではないかと意識し始めたのだ。

そこで私は、

「お茶碗を落とす時は、右手で箸を使っているのではありませんか?」

と患者に問うた。すると患者は、

「そうなんです。右手で箸を使っていることに集中していると、左手でお茶碗を落としそうになっていることに気付かないんです」

と、話してくれた。

右手で箸操作、左手で茶碗を持つなど左右で異なる行為を行なう場合には、左右それぞれで行なっている行為の重要度や難易度によって、両手への注意の配分を決定しなければならない。こうした両手で別々の行為を行なっている状況と異なり、両手で顔を洗う、両手で鍋を持つなど、両手で一つの行為を遂行

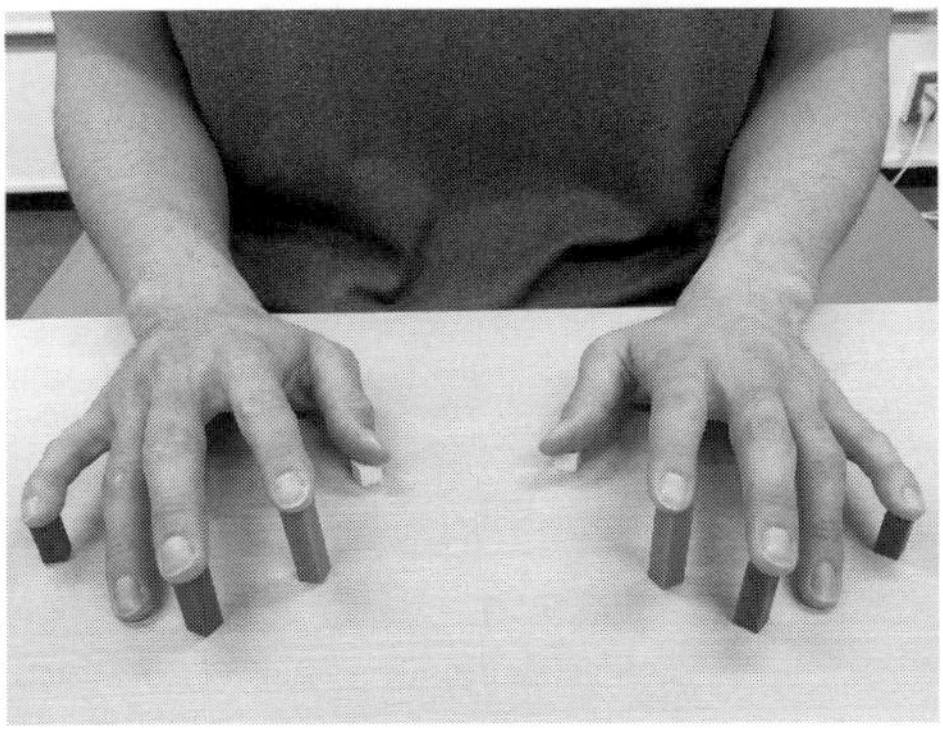

[写真13] 道具を使用した訓練の例。何本の指に入れるのか、患者に何を聞くのかで注意の対象をコントロールしていく。

している時には、両手ですくっている水や持っている鍋に注意を向けることが求められるため、両手で行なっていたとしても注意の方法が全く異なっている。

今回のケースにおいては、両手で同時に異なる行為を行なう時に、麻痺側である非利き手の左手に対して注意が適切に向いていない可能性が考えられた。

このことを確認するため、左手にスティックを入れている時に、右手では別の課題を提示して検査を行なった。すると右手では何も行なってもらわなかった時と比べて、顕著に左手のスティックが分かりにくくなった。私はこのことから、両手に注意を向けようとすると左手がおろそかになることを確信し、患者に対して説明をした。

「右手で何もしていない時と、今みたいに右手で左手と異なることを行なっている時では、左手に入っているスティックが分かりにくくなりましたね。これは、両手で別々のことを行なっていると左手に対して注意が向きにくくなり、感覚が分かりにくくなっている可能性が高いです」

すると、患者はこう答えた。

「そうなんですね……確かに分かりにくくなりました。左側に注意が向きにくいことと体を重く感じることは何か関係ありますか？」

患者の、身体の重さに対する意識が変化した瞬間であった。

検査を行なうことによって感覚の分かりにくさを自覚し、この分かりにくさが、日常生活で茶碗を落としてしまうことと関係しているのではないかと考えたこと。片側よりも両側の方がより左手の感覚が分かりにくくなったこと。これらの経験から、発症してから約二カ月間、筋力不足が原因だと確信していた身体の重さに対する意識が、たった一回の施術のなかで変化したのである。

もし私が言葉でどんなに論理的に説明をしたとしてもおそらく納得しなかっただろう。検査や訓練を通して、実際に自分の身体で様々な経験をしたことが患者の意識を変えたのだ。患者は、身体の重さを身体の感覚を通じて経験している。この身体での経験に対して、いくら理にかなった説明をしても患者は納得しないし、意識が変わることもない。お腹が痛くなった時に、その痛みは脳で感じているんだよと言われてもピンとくる人はいないのと同じように。

身体の重さに対する患者の意識が、〝筋力不足だけではなく他にも問題があるのではないか〟と考えることができる意識へと変化したことを私は確信した。

そして、次のステージに進んでいった。

「私は脳の病気なんだから」

左右の手に同時に別々の課題を提示することで左手の感覚が分かりにくくなる現象がみつかってから、まずはその現象に対する訓練を行なった。

訓練や検査のなかで新たな問題が生じた時に、患者に対しその問題がなぜ生じるのかを説明することが大切なのは言うまでもない。そしてその問題点に対して訓練を行ない、何かしらの改善を患者に自覚させることは、ラポールを形成する上でも、患者が改善に対する意識をもつ上でも非常に重要な手続きであると私は考えている。

そのため、患者の主訴は身体の重さであるが、まずは私とのリハビリのなかでみつかった左手の分かりにくさに対して訓練を行なっていった。その訓練はまさに、患者が自ら考え、日常生活とどのような関係があるのかをみつけていく能動的な訓練であった。

この患者は週二回の頻度で施術を行なっていったのだが、一回の施術を終える毎に左手の分かりにくさはみるみる改善していった。患者もそのことを自覚しており、

「食事の時に、お茶碗とかを落とさなくなりました。たまにまだ傾いている時がありますけど」

と話してくれている。

そして五回ほど訓練を終えた時に、患者は非常に印象的な話をしてくれた。

「最初にこちらでリハビリをしてもらった時、どうしてこんなに考えさせるんだろうと疑問でしたけど、どんどん良くなるのを自覚してから、私の問題は体ではなく脳にあるんだなぁって思い始めました。少し考えれば当然なんですけど、私は脳の病気なんですもんね」

この話は、患者の意識がリハビリを通して徐々に変化していったことを物語っていた。脳に問題があると思えることは、脳卒中のリハビリを行なっていく上では非常に重要な要素となる。この状態まで意識が変化すれば、患者自身が身体の重さも脳に何か問題があるのではないかと考えることは難しくない。

4　両側の身体へ注意を分配することができるようになった

身体を重く感じる本当の原因

そこで満を持して、身体を重く感じる原因を患者に説明し、具体的な介入へと進めていった。そのために身体に関する重さを再度問診したのだが、初回に行なった問診内容とは大きく症状が異なっていた。

「体の重さは、最近はあまり感じなくなりました。たぶん、お茶碗とかを落としにくくなってきたのと関係していると思います」

リハビリのなかで、身体の重さが筋力不足だけではないと直接説明したことはなかったが、患者のなかでは、違和感として感じていた身体の重さが軽減していくことを経験していたのだ。

ここで重要なのは二点である。

> ①そもそもなぜ身体の重さが軽減したのか
> ②身体の重さを主訴としていたにもかかわらず、改善していることをなぜ話さなかったのか

これらを考察していくことで、今回の患者との出会いはさらに深い意味をもつと思った。

まず①の、身体の重さが軽減した理由を考えてみる。

介入が始まってから、患者より身体の重さが軽減したという話を聞いた時まで、両手で別々の行為を行なっている時の課題を行なっていた。おそらく、この訓練により身体の左側の感覚を正しく認識できるようになったことが影響していると考えられる。

先に、身体を重く感じる原因の一つとして、動いたことで入力される感覚が正しく処理されない

場合という項目を挙げた（151ページ参照）。

今回の患者の場合、左側の身体へ正確に注意が向けられないことが、感覚を脳が処理していく過程に影響を及ぼしていたと考えられる。どこに触れたのか、どこが動いたのか、それが思い通りなのかなどを脳が認識していくためには、注意が正しく運用されなければならないからである。

患者は右利きであり、非利き手である左手のみで何かをすることは、頻度としては発症前も発症後も少なかったと考えられる。発症後は特に、脳卒中の影響で左側へ注意を向けることが難しくなっていた。そのため、両手で行為を行なう時などでは右手に多くの注意を向けて行為が遂行されていたと考えられた。また、歩行の時に左下肢を重く感じていたことに関して言えば、歩行は全身的な行為であり、歩いている時に重いという違和感を感じている左下肢のみに注意すればよいわけではなく、本来は両下肢へ注意しなければならなかった。つまり、左の上下肢への注意のしにくさが、両側を同時に動かす動作において特に影響してしまっていたのだ。

これらを総括すると、今回の患者の特徴でもある身体の両側へ同時に注意することが難しく、注意を正しく運用しなければ正確に処理されない感覚が影響を受け、左側の上下肢が重いという認識を患者にさせていた可能性が考えられる。

そのため、訓練により身体の両側へ注意を正しく分配することができるようになったことで、歩行など全身を動かした時の感覚が正しく（左右差なく）処理できるようになり、重さが軽減してきたのではないだろうか。このことには自分が脳の病気であるという認識による意識の変化も影響してきているが、詳しくは次の②で考えていく。

②の身体の重さを主訴としていたにもかかわらず、改善していることをなぜ話さなかったのかに関してだが、このことには問題に対する患者の意識が影響している。

リハビリを始めた頃は、筋力が足りないことが原因で身体を重く感じることを改善することが患者にとっては絶対であり、最も優先順位が高かった。

これは、問診の時に最初に身体の重さを話してくれたことからも明確である。しかし身体を重く感じる原因が、自分が思っていた原因とは違うのではないかと考え始めたことで、身体の重さよりも、身体の左側へ注意するのが難しいことの方が、重要度が上がってきたのではないだろうか。そのため、身体が軽くなってきたことを自覚していても、それより左手で持った物を落とさなくなってきていることの方が重要になり、リハビリのなかでは両手行為の話をしてくれていた。

これらのことは、患者との会話の内容から、患者が今、何に意識を向け、日常生活のなかで何に着目しているのかが、ある程度把握できる可能性をはらんでいることを示している。

そして卒業……

週二回の頻度で約二カ月間の施術を行なった後、週一回、二カ月間の施術を行なった。計二四回のリハビリのなかで患者は自分の問題点と向き合い、日常生活を過ごしていった。

リハビリの最終目標は、自立・自律することである。繰り返しになるが、生きていくなかでヒトは様々な問題と出会い、その都度、選択と解決を求められていく。そして自分の身体を通して問題を解決していかなければならない患者に対し、リハビリではその解決方法を教えていかなければならない。自分の身体に違和感を感じている状態でも、問題解決は迫ってくる。今の脳と身体で、日常生活の質を高く保つためにも、最良な選択をしていく必要がある。

この患者は、リハビリの介入が終わる頃には筋力が足りないという意識はほぼ無くなり、自分がどう動きたいのか、その時には何に注意をして、何を感じなければならないのかを学習できていた。これは、一度改善した違和感や痺れが再発することなく、また、患者が自律して自ら問題を解決でき、生活の質を保てていたことからも明確である。

最後に患者は、次のような言葉を残して、帰っていった。

「もし何かあったらまた連絡させてください。先生に相談できるなら私は安心して生活できますから」

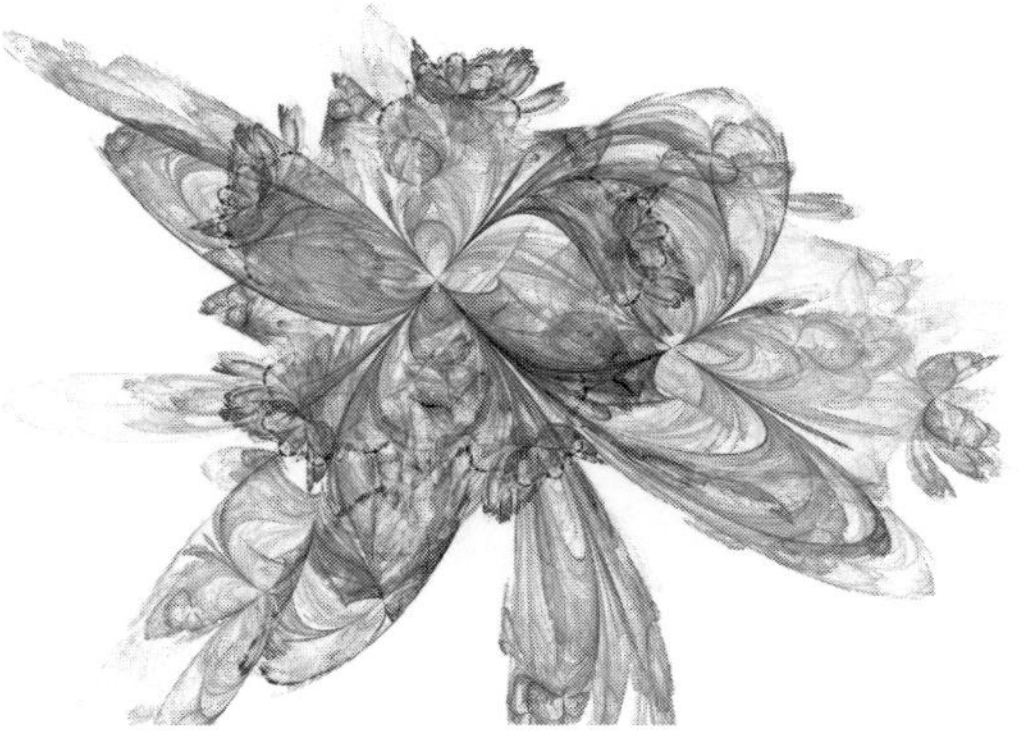

第8章 話せない、離せない、目を離せない

失語症との出会いと私の変化

1 患者を理解していく

　私がセラピストとして働き始めて二年が経過した時に担当した患者が、とても話しにくそうにしていた。脳出血を呈したその患者は、ST（Speech Therapist：言語療法士）が行なった検査で失語症[1]の疑いがあるとのことだった。

　まだ新人だった私には、ただ話しにくそうなだけに見えたのだが、構音障害[2]ではなく失語症であり、長文や非日常言語（日常ではあまり使用しない言語）に関する理解が悪かった（らしい）。構音障害と失語症の区別がまだ付けられないほど言語に疎かった私ではあったが、この患者に出会ったことで、人間において言語は動作や行為と非常に密接に関係していることを知ることとなった。

　その患者と出会ってからさらに約二年が経過した時、失語症を呈した先ほどの患者とは別の患者を担当することになった。その患者は失語症だけではなく、失行症[3]や前頭葉症候群[4]を呈しており、その病態は非常に複雑だった。今考えると、その患者と出会った頃から、左半球損傷と右

[1] **失語症**：大脳の言語を司る部分が損傷されることで引き起こされる言語に関係する障害

[2] **構音障害**：唇や舌などに麻痺が生じ、言語をうまく発音できなくなる障害

半球損傷の患者の見方を完全に分けて臨床を行なうようになっていった。

これは、左半球損傷では○○の、右半球損傷では○○の高次脳機能障害が出現するといった診断学的な考え方ではなく、左半球損傷の患者は○○の傾向や特徴があるといった、人レベルで観察し、評価していくことが大切であるとする考え方であり、それが私の臨床のベースになっている。例えば右半球損傷の患者は感情のコントロールが難しく、話し方にメロディが無い。また、日常生活内や訓練中にどこか「ぼーっ」としている印象の人が多い、というように。

我々セラピストは、生活に困っている人が少しでも楽に生活できるように訓練をしていかなければならない。よって、最大限の改善をもたらす訓練を行なうためには、訓練を行なうことを前提に病態解釈を行なう必要がある。例えば患者が示す様々な現象に対し、「半側空間無視」などの名称を付けることは我々の仕事ではなく、なぜそうなるのか、どうすれば改善するのかを常に考えなければならないのである。

人の能力のなかでも、言語は、言葉遣いや方言などから考えても非常に個別性が高い能力である。言語機能には育ってきた環境が非常に大きく影響することから、言語に関わる機能は一人ひとり異なっていることが予想される。この個別性により、失語症といってもその症状は千差万別であり、患者の個々を観察し、それぞれに改善への道筋をみつける必要がある。経験から作られる脳内の神経回路は、一人ひとり違うのだ。

私はセラピストになってから今日まで多くの左半球損傷の患者を担当し、改善を目指して日々、悩んできた。そのなかでも、ある一人の患者との出会いは左半球損傷を理解していく上で大きな前

[3] **失行症**：脳の損傷によって、運動遂行上の障害となる麻痺や認知・言語の障害が無いにもかかわらず、熟達した動作を合目的的にすることができなくなる症状

[4] **前頭葉症候群**：動作を遂行する時に、手順を間違えるなど前頭葉が司る機能が障害された現象の総称

進をさせてくれ、多くのことを知ることになった。脳卒中を発症し、病院を退院した後の生活やその人の人生、またその家族の生活や人生……。脳卒中は人々にどのような影響を与えているのか。さらに、発症からの経過時間は高次脳機能障害にどのような影響を与えるのか。

これらを考えるようになった今の私の臨床にとって、この患者のことを外すことはできない。

「麻痺じゃないんですか……？」

回復期病院に勤務していた頃の私は、左半球損傷と右半球損傷ではどちらかと言えば右半球損傷の訓練に興味をもっていた。今、思えば、左半球損傷のもつ高次脳機能障害が少し苦手だったのだと思う。

そんななか、私が転職した慢性期にあたるセンターで担当する患者の多くは左半球損傷であった。上手く話せない、上手く動けないといった主訴をもつ患者が多く来所し、否が応でも勉強せざるを得なかった。この環境は、私の興味を左半球損傷へといざなっていく。

回復期の病院に勤務していた頃の私は、患者が退院した後、患者はどのような生活を送っているのだろうと疑問に感じていた。退院時にできたことは、退院した後も問題なく、でき続けているのだろうか。この希望にも似た疑問は、すぐに打ち砕かれることとなった。特に左半球損傷においては退院後に能力が徐々に低下していくことは少なくなく、「病院を退院してすぐの頃はできたのに、今はできないことが多くなってきた」と訴える方は非常に多い。

なぜ左半球損傷に多いのか。ここには高次脳機能障害が大きく影響している。その高次脳機能障害は失行症と呼ばれており、セラピストのなかでも理解することが非常に難しい現象の一つだ。

失行症は非常に広義であるため一概には言えないが、自分の行為・動作のミス（エラー）に気付くことが難しく、動作や行為のちょっとした失敗を自分で修正することができないため徐々にそのエラーが大きくなり、最終的にはできなくなることが多いと考えている。

すなわち失敗から学び、修正していくことで生じる「学習」が一人ではできないのである。例えば立ち上がる時には左右均等に体重を乗せて行なうことで左右の足への負担が均等化するのだが、もし非麻痺側に荷重が多くなっている状態で立ち上がりが繰り返され、そのことに自分で気付けなければ、左右均等の時のように両足に力を入れるため立ち上がりはどんどんぎこちなくなっていく。

このように、左半球損傷に大きく惹かれていった私の元に、一人の患者がやってきた。

「右手が麻痺していて、うまく動かせないみたいです」

初めて介入した時に、患者のご家族が教えてくれた。その患者は脳出血により左の前頭葉を大きく損傷しており、発症からすでに二年が経過していた。

脳出血により脳を損傷した場合、手足が動かしにくくなる症状は最も多く見られ、その原因としては次のような様々なものが考えられる。第6章でも述べた通りだが、運動と感覚は密接に関与しており、感覚に関与する脳や神経が損傷しても運動が障害されるため、感覚に関しても記載していく。

①脳から脊髄へ指令を伝える運動神経や身体から脳へ感覚を伝える感覚神経を損傷している場合
②脳の中の運動や感覚の中枢を直接または間接的に損傷している場合

③運動の微妙な力の量などを調整する器官が損傷している場合

などが考えられる。

このように運動を障害する原因は多岐にわたるため、これも第6章で述べた通り、麻痺が原因にみえる場合でも、細かく評価していくと麻痺が原因ではないことも少なくない。

①では、脳から脊髄へ運動の指令を伝える運動神経や、感覚を皮膚や関節から脳に伝える感覚神経が損傷しているため、運動や感覚そのものが障害を受ける。運動神経（皮質脊髄路）を損傷した場合には手や足が力が抜けた状態になったり、感覚神経を損傷した場合には触れたり動いたりしている感じが損傷の程度によって分からない状態（鈍麻）となることが多い。

②の場合は、①のような脳や脊髄へ指令を伝える神経ではなく、運動そのものを作り出す脳や感覚を細かく処理していく「中枢」の損傷である。運動ではどのような運動を行なうのかなどの指令を作るところ（補足運動野や運動前野など）であり、感覚では脳に入力されたものを処理するところ（視床や頭頂葉など）がそれに当たる。これらが損傷されると〝筋が全く収縮しない〟〝感覚が全く分からない〟となるわけではなく、〝動けるけれど動き方がぎこちない〟〝感じるけれど何か違和感がある〟もしくは〝痺れる〟などの症状がみられることが多い（当然損傷の程度や細かい場所によって異なるため一様ではない）。

③は、失調症を代表とする運動の様々な調節の障害であり、「振戦」と呼ばれる手足を中心とした身体の揺れを主症状とする。これは明らかに麻痺とは異なるため、その訓練も特異的な内容にな

らざるを得ない。

このように、運動障害や感覚障害は細かく観察し、詳細に患者の話を聞いていくことで、若干の違いに気付くことができる。そのため、細かく見ていく方法や考え方をもち、意識していく必要がセラピストにはあるのだ。

そして、この患者も細かく見ていくことで動かしにくい原因が徐々に分かってくる。観察を進めていくなかでまず気になったのは、手指を一本ずつ動かすことができた点である。私がそれまでに見てきた、脳から脊髄へ運動指令を伝達するいわゆる皮質脊髄路を直接的に損傷した患者は、指を曲げようとするとすべて同時に曲がってくる人が多く、本患者とは指の動きが明らかに異なっていた。親指から小指まで順に指を曲げることができた上に、伸ばすこともできた。そう考えているところに、ご家族から「麻痺で」と言われたら「違うかもしれませんよ」と言いたくもなる。多くの場合、運動神経を損傷したことで生じる麻痺はこのような動きはできないことが多いためである。

ここから私は、患者の情報を収集していく必要があると考え、

「なぜご家族は、〇〇さんが手を動かしにくいと思うのですか」

とご家族に聞いてみた。するとご家族は、

「食事の時、（右手では）箸が使えません。あと、孫と握手をした時に、手が離せないんです」

と教えてくれた。さらに、「てんかんもあるので、一日中、夫から目を離せないんです……」とも教えてくれた。

実際に握手をしてもらうと確かに私の手を離せない。画像の所見や症状からも、離せない原因は病的把握反応[7]であると仮説を立てた。つまり、少なくとも握った手を離すことができないのは麻痺ではない可能性が高くなってきた。

一方、箸が使えないことに関しては次の二点を確認する必要があった。

①箸のようないわゆる「道具」を使用する場合、道具の使用方法が分からなければならない。これは左半球が関与していることが分かっており、本患者においても確認する必要があった。
②道具の使用の方法とは別に、身体の動かし方が間違えていないかを確認する必要があった。特に、一つの関節を動かすことよりも、二つ以上の関節を動かす時の方がぎこちなくならないか、また動く目的によって変化が無いかを確認していく必要があった。

これらを確認するためにいくつかの動作を行なってもらい、観察をしていった。

実際に箸を使ってもらい、物をつまみ、皿から皿へ移動するように指示した。すると全体的に力んではいるものの、実際に箸で物をつまむことができ、皿から皿へ移動することができた。このことから、箸は何に使う物なのか、またどのように使用する物なのかを認識することができると判断できた。

しかし箸を使用することはできたものの、手指(特に親指)に力が入りすぎてしまい、箸を「ぎゅっ」と握ってしまっている。だが、箸を持つ方法には問題はなく、反対側の左手でも難なく持つことが

[5]　**病的把握反応**：掌や親指の付け根などに刺激が加わると無意識で握ってしまう病的な反応

できた。また、物（一センチメートル四方の小さいブロック）をつまむことができるほどうまく操作できているが、ブロックをつまんだまま隣の皿へ移動しようとすると、上肢ではなく上半身全体が動いてしまい、肩や肘を固めた状態でブロックを移動させていた。

本来、箸でつまんだ物を大きく移動する時には、上半身は補助的に動き、主に肩や肘を動かしていく。つまり本来の身体の動かし方ではなく、この患者特有の動かし方が観察できたことになる。観察されたこれらのことから、①に関しては、箸自体の記憶（どのように使用するのかなどの道具の知識）は保たれていると考えられ、箸の使いにくさの原因が①であるとは考えにくかった。

また②に関しては、箸の操作に限って言えば、箸を持った時に手指に力が入りやすく、特に親指に顕著な力みが見られていた。また、指を一本ずつ曲げるなど手部だけの運動の時より、肩・肘・手首など多くの関節を動かすリーチングのような動作の時の方がぎこちなさが増すなど、動作の能力に大きな差がみられ、本人も非常に難しい顔をしていた。

さらに患者を理解する

ここまで評価を行ない、このようなぎこちなさ（力みを含めて）は箸の操作に特有のものなのかが次の疑問になってきた。そのことを評価するために、患者の希望にもあったため、書字を行なってもらった。すると、次の点が確認できた。

・ペンは書くもの、紙は書かれるものという使用方法は理解できている（箸操作と同様）

・ペンの持ち方に問題はないが、非常に力んでいる（箸操作と同様）
・文字を書き始めることができない（新しい発見）
・左手でペンを押して書き始めを介助すると、名前を書くことはできる（新しい発見）

このように、箸操作と書字では類似しているところと書字でしか見られない現象が存在している。以下にまとめる。

・道具を操作する時に、手部（特に親指）に顕著な力みが発生する
・書字に見られた書き始めが困難な現象は、箸操作では見られない
・動かす関節が増えていくと、ぎこちなさが強くなる
・道具の知識（使い方など）に関して、現状では問題は見られない

これらとは別に、話している時や動作を行なってもらっている時に、患者には二つの特徴的な現象が見られていた。

①難しい動作などを要求されると、右の親指が不随意的に動いてくる
②右手で動作を行なった後に、もとの位置に戻そうとして左手で右手を「グイっ」と引っ張り自分の身体の方に近付ける振る舞いをする

①に関しては私自身、経験がなかったが、②に関しては以前勤務していた回復期で担当した患者で同じような現象を経験したことがあった。その患者は今回の患者と同じように左半球を損傷しており、握った物を離せなかった。その患者については拙著『臨床は、とまらない』(協同医書出版社、二〇一六年)で触れているので、興味のある方はぜひ参考にして頂きたい。

以上から、動作の遂行を妨げているのが失行症の影響であることが濃厚になってきた。患者の頭の中で何が起きているのかを知るために、私は失行症の検査で一般的な模倣の検査を行なった。この検査はセラピストと患者が向かい合って座り、セラピストが行なった上肢の動作を患者が模倣する流れで行なわれる。通常、運動障害がある患者においては非麻痺側での模倣の検査が行なわれる。これは失行症の症状が左右両側に出現することが多いためである。今回の患者では麻痺側を動かすとぎこちなさが見られていたため、まずは非損傷側である左上肢で検査を行なった。そのなかでは次の点が明確になった。

- ・非損傷側の左手であったにもかかわらず、模倣の間違いが生じた
- ・一つ前の動きが、次の動きと混同されてしまう(保続の疑い)
- ・手指の動きを模倣する時に非常にぎこちない
- ・ぎこちなさが増してくると、顔面が歪む
- ・道具を使用している時のように、手を中心に非常に力んでしまう

この検査の結果から、模倣を行なう際に非常に特徴的なエラーが見られており、いわゆる失行症の模倣障害である可能性が非常に高まった。

また、一つ前の検査課題を繰り返して行なってしまう保続のような症状や文字の書き始めがスムーズにいかない現象も観察され、前頭葉の機能障害を中心とした症状が混在していた。このことから、一つの高次脳機能障害が原因で行為が障害されているわけではなく、失行症や保続などいくつかの症状が混在している可能性が高くなってきた。

ここまでの検査を横から見ていたご家族に、私は次のように説明を行なった。

「ここまで行ないました検査で右手の動かしにくさの原因が、おおよそ分かりました。これからさらに詳しく検査する必要はありますが、動かしにくさの原因は麻痺ではない可能性が高いです」

私がこう説明するとご家族から質問があった。

「えっ……麻痺じゃないんですか？　ずっと麻痺だと思っていました……良くなりますか？」

「どこまで良くなるかは今後の訓練の経過次第ですが、今よりは確実に動かしやすくなります」

と私は答えた。

実際、今回のような症状をもつ患者のリハビリに関しては改善できた経験もあったため、改善する可能性はあったが、発症から時間が経過していることもあり、信頼関係の観点を加味して慎重な回答をした。この日から、この方とのリハビリが始まった。

ご家族の反応から、回復期に入院していた病院で受けた動かしにくさなどへの説明の内容が、当事者だけではなくご家族の未来をみえなくさせていたと感じた。回復期では損傷してから経過した時間がまだ短く、脳の状態が不安定なため明確に症状が現れていないケースもあり、説明が不十分だったとは一概には言えない。が、患者が思い通りに動けていない原因が麻痺以外の可能性も考えられることを示しておくことは必要だったのかもしれない。

2　患者の家族の理解を得る

「目が離せないんです」

初回のリハビリから数回の訓練を実施した頃には、日常の生活の状況をご家族から話してもらえるようになっていた。様々な話をしてもらっているなかで、日中、患者から目を離せず、家族の生活に制限が出ているという内容が私はとても気になった。

脳卒中の後遺症は、生活期においては非常に多大な社会的制約をもたらす。当事者は、仕事や買い物などの屋外での活動は当然のこと、「働いて稼いでいた」「家事を行なっていた」など家庭内での役割も発症前とは変化してしまう。家から出ることは容易ではなくなり家でもできることが限られるため、孤立しているように感じてしまう人も少なくない。また当事者だけではなく、家族にも大きな影響を及ぼしてしまう。日常の生活に介助が必要になることが多く、家族は常に在宅していなければならなくなる。そのため、時には家族の仕事の環境にも変化を加える必要もある。

本患者においてはてんかんが定期的に発症しており、より患者から目を離せない状況になっていた。このようなケースでは介助量の大きさと心的ストレスの大きさは比例するため、十分に注意する必要がある。つまり、一日のほとんどが目を離せない状況では、その分、介助者側の自由がなくなり心的なストレスが増してしまう。

通常は身体的な能力の改善や高次脳機能障害の改善とともに、本人の生活を自立させていくことができるようになる。しかし今回の患者のように家族の心配が強いと、本人の自立を妨げてしまうのではないかという懸念もあった。そのため、現状の能力やリハビリ開始時よりも改善してきている点、また今後改善していく必要がある問題点に関して、頻繁に家族へ説明していくことが重要であった。今、一人で安全にできることは何なのか、反対にまだ介助が必要なことは何なのかについて家族を交えて考えていくことが必要であり、目標を細かく設定していく必要もあった。

ご家族からはリハビリ開始当初に、とても気にしていたてんかんについて次のように伺っていた。

「病院にいる時は病院のスタッフの方がいて、てんかんが出てもある意味安心していたのですが、退院して家にいる時に、もしてんかんが出たらどうしたらいいか……てんかんは見ていて凄く怖いんです……あと、まだ歩きが安定していないので転倒も不安で……」

実際、てんかんに関しては投薬によるコントロールがメインの治療となるため、積極的にリハビリで介入できることは少ない。しかし発話が困難なケースであったため、言語的な負荷をかけることは日常生活においても避けるようにアドバイスした。これは、本人が何かを伝えようとしている時に無理矢理しゃべらせようとしたり、物の名称を言わせたりすると脳が過活動し、てんかんに何かしらの影響を与える可能性が否定できなかったためである。

また家族の話から、安定した歩行の獲得が家族の心配を軽減させる可能性があることが分かり、本人も歩きに関して不安を感じていたため、最初の目標を歩行の改善とした。同時に、本患者は介入開始時点では休職中だったが、役職柄サインをすることが多かったこともあり、歩行だけでなく、加えて書字の改善を目標とした。

なぜ歩けないのか?

本患者の場合、本人だけではなく生活に深く関わっている家族の理解が非常に重要であった。そのため、施術ごとに毎回、検査結果、訓練の目的と効果、生活での注意点、自主トレーニングを指導し、説明していった。

脳卒中患者において、自分の動作や行為をどのように感じ、認識しているかは非常に重要である。また最も近くにいる家族はどう感じ、認識しているかも大切であり、かつ、本人の自覚との間に解離がないかも考えていく必要がある。

本患者は歩行に不安は感じているものの、言語障害の影響もあり、なぜ不安なのか、どこが不安なのかを詳細に聞くことはできなかった。そこで家族に聞いてみると〝ふらふらしているように感じる〟〝方向転換がうまくできない〟〝躓きそうな感じがする〟など、いくつか聞くことができた。実際、センター内を移動している時には方向転換時など時折ふらついたりする場面は見られたが、専門的な視点から見れば自制内(転倒しないよう自分でコントロールできている)であったため、ご家族が言うような転倒するほどのふらつきがあるようには考えられなかった。

次に、屋外歩行であるが、来所当初はその機会は無いに等しかった。そこで短期の目標としてご家族の付き添いのもと、外出することを設定した。実際、センターに来る時も、センターの目の前に車を止め、腕を持たれながら約一〇メートル歩いているという具合であり、とても散歩や外出ができる状態ではなかった。

ここで一つ重要となるのは、本人が外出したいかどうかである。こちらの質問には「うん」「ううん」で回答していたが、外出したいか、家族と散歩に行きたいかなどの質問では「うーん」とはっきりとした回答は得られなかった。この時はあまり深く考えなかったが、今思うと前頭葉を損傷したことで意思決定に問題があることが影響していたのだと思う。自分でやりたいこと、行きたいところを決定できないことは、今後リハビリを続けていくなかでモチベーションを維持するのに非常に問題となってくるが、詳細は後述する。

なぜふらつくのかに戻ろう。本患者の場合では、ふらつく原因を探っていく上で高次脳機能障害の影響をまず考える必要があった。しかし当初、入院してリハビリをしていた病院では失語症以外の高次脳機能障害についての説明があまりなかったため、本人と家族に一から説明していく必要があった。

高次脳機能障害は言葉で説明するのが非常に難しいため、あえてエラーが分かりやすい検査を行ない、そのエラーの原因と歩きにくい原因を結び付けながら家族に説明する方法をとった。本患者の歩行は全身に緊張が入っているような硬い歩きであり、両手とも全く振れていない。麻痺側の右足の振り出しは小さく、ふらつくのは必ず右足で支えている時であった。

運動や感覚、筋緊張などに関する評価を行なっていったのだが、ふらつきと直接的に関係するような問題はみられなかった。そこで患者本人の歩行を動画で撮影し、自分の歩行を見てもらった時に何か変なところがないか指摘できるかどうかをみた。自分の歩きにくさを自覚できるかどうかをみたかったからである。しかし右足の振り出しが小さくなっていることや支えている時間が短いことに関しては指摘できなかった。

次に、私が患者の歩き方を少し大げさに真似をして「何か変なところはないか」を聞いていった。すると、右下肢で支えている時に上半身が右に傾いていることを指摘することができた。自分の動画では気付けなかったが、少し大げさに私が真似をすることで患者に気付いてもらうことができ、何とか訓練の手掛かりを得た。

そこで、私と患者で向き合った状態で立ち、体重の乗せ方を教えていくために真似をしてもらおうとしたのだが……。

3　マネができない……？

模倣・学習・リハビリテーション

人は学習していく生き物である。その学習には様々な方法があるが、最も簡易的で有効なのは相手を真似て覚えることであろう。子供は周りの子供が行なっていることを模倣することで、社会性を学ぶ。親の口癖を真似て言葉を覚えていく。スポーツでも、実際に行なっているところを見せて真似をさせ、技術を向上させていく。このように、様々な状況下で模倣による学習は行なわれている。

リハビリテーションにおいても同様に、運動を学習していく時も模倣による学習が行なわれている。患者がどう動いているのかをセラピストが真似をして患者に見せて教えたり、正しい動き方をセラピストが実際にやってみせて模倣をさせるなど、臨床においても様々な場面で模倣が用いられている。

では、そもそも模倣をするとはどういうことなのだろうか。模倣にはいくつかの過程があると考えられる【図10】。

まず、患者側はセラピストが行なった動きを模倣しなければならないという状況を理解し、模倣をする意図にもとづいて相手をよく観察する。〝この後、自分が模倣をするんだ〟という意図が無ければただ見ているだけになり、注意深く観察することはなく、うまく模倣することはできない。簡単に言えば、真似をする気が無いと観察に集中できないのである。

次に、相手がどのように動いたのかを分析する。この分析を行なっている時には、実際に自分の身体を動かして分析をする患者が多い。動きながら分析する、つまり視覚でしか観察できていない状態よりも体性感覚で動きを感じることで、より精度の高い模倣を行なおうとする。

では、分析する時に動くことを制限したらどうなるのだろうか。動かなければ体性感覚が無いため、目で見た動きを頭の中でイメージする必要がある。「きっとあの動きの時はこんな感じだろうな」といったような感覚を中心と

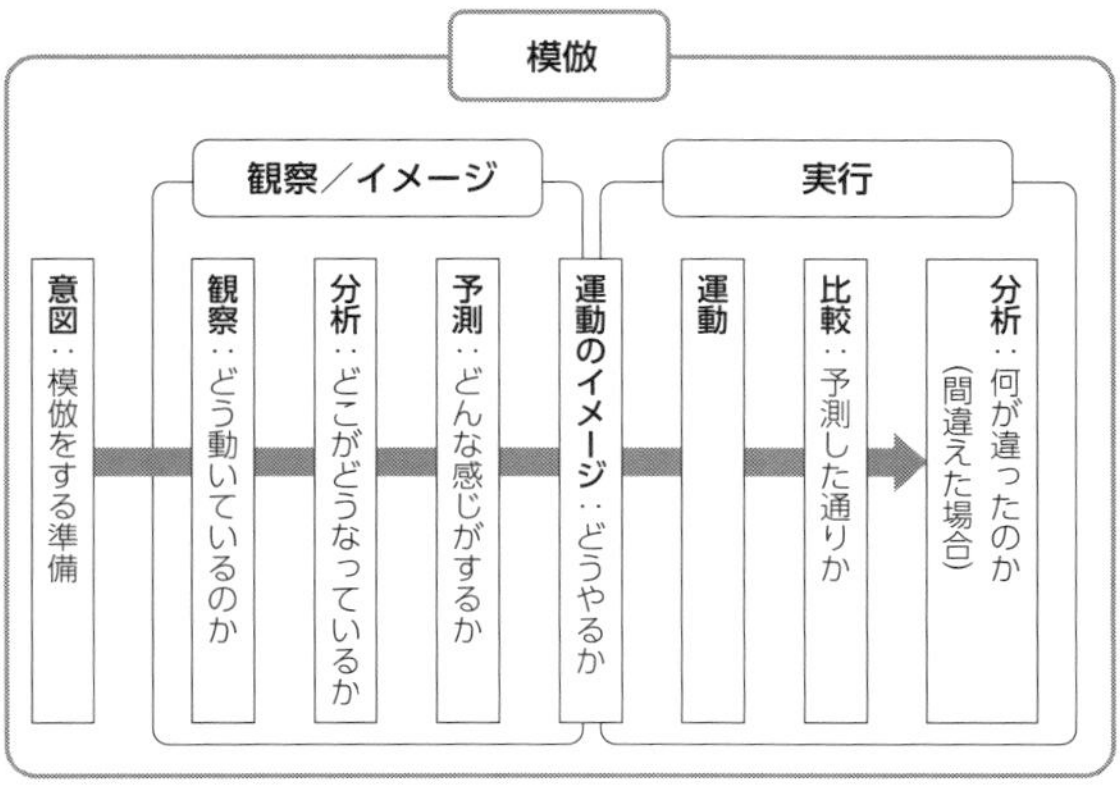

【図10】模倣の略図。普段何も考えずに行なえる模倣においても、複雑な過程がある。これらのどこに問題があっても模倣ができず、それぞれ細かく考えていくことが求められる。

したイメージである。つまり、見ただけの動きを模倣するためには、目で見た動きを自分に置き換えてイメージする必要があることが分かる。そのイメージされた運動と感覚を予測した状態で実際に模倣した時に、〝イメージした予想通りの感じだったか〟〝動く前に見た動きを模倣できているか〟など、脳の中では自動的に答え合わせが行なわれる。

我々が何気なく行なえている「模倣」が非常に複雑な過程を踏んでいることを前提にしながら、次に進もう。

模倣の障害とは

本患者に話を戻す。初回介入時に行なった模倣の検査から、模倣自体が難しくなっていることは分かっており、模倣がなぜできないのかを細かく観察していく必要があった。それは患者を、そして患者がどのような世界を生きているのかを少しでも理解するためであり、より家族に知ってもらう必要があったからでもある。

歩行時の右下肢に荷重した時、体幹が右側へ傾いていることに気付けたため、この気付きを利用して訓練を進めていきたかった。そのため歩行の不安定性と体幹の傾きを教えていく時に、左右への重心移動の方法を指導していく必要があった。

この時の、左右への体重の移動の方法にはいくつかの方法がある【写真14】。

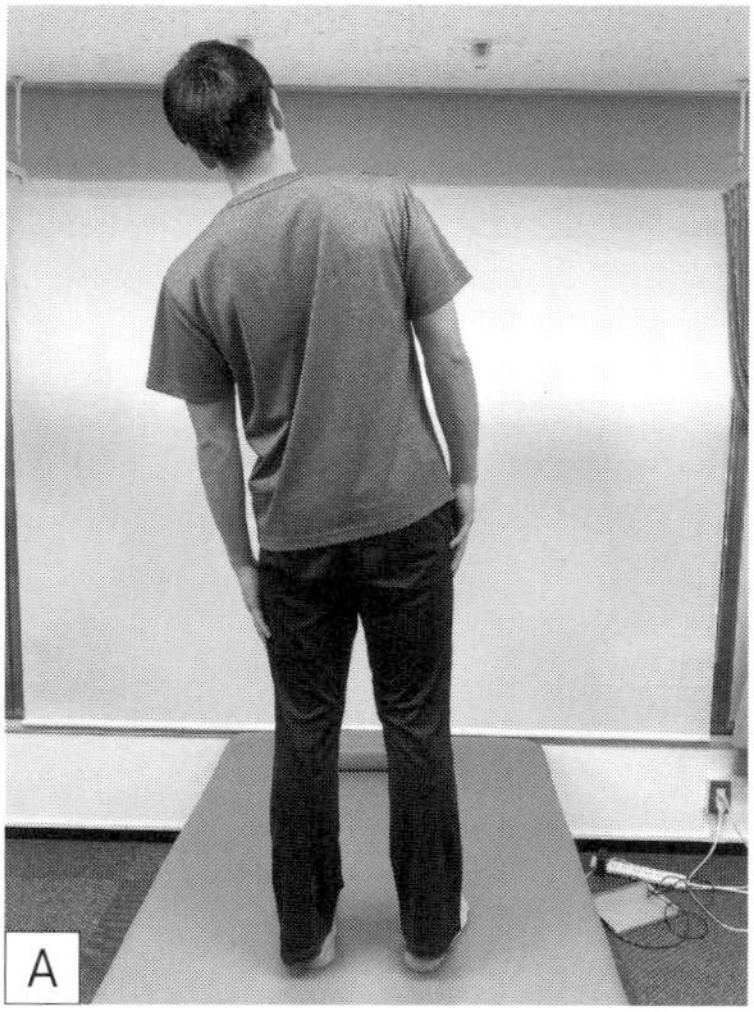

[写真14] 体重の乗せ方の3種類。それぞれどこを動かしているのか、どこでバランスをとっているのかが異なり、得手不得手の個人差がみられる。

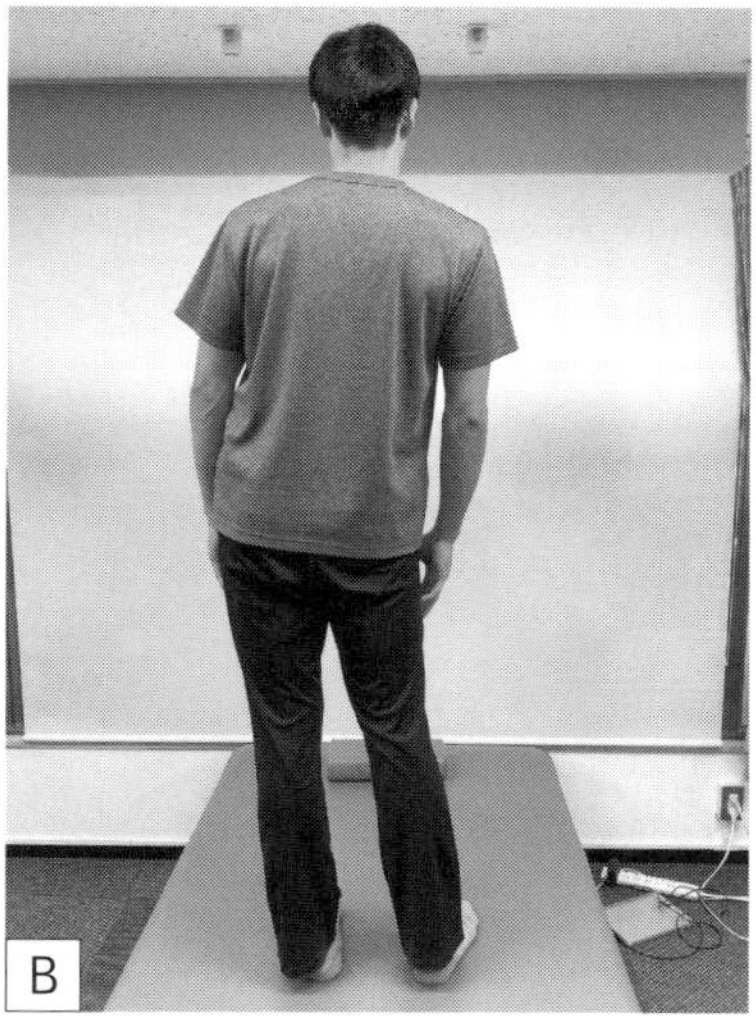

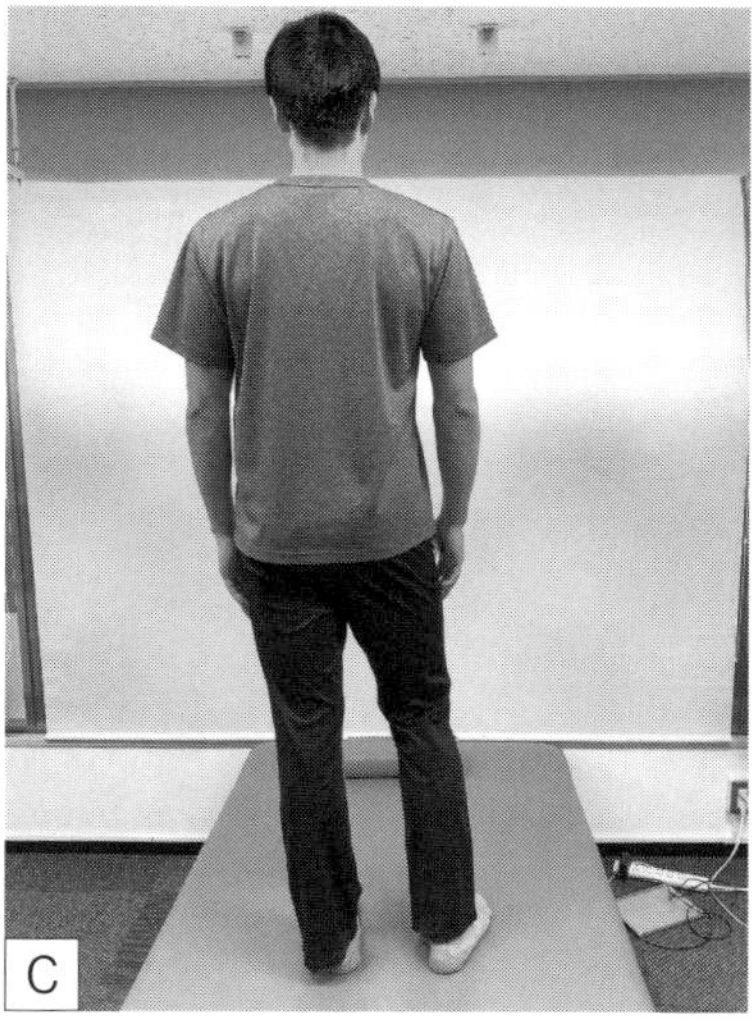

A. 上半身だけを左右に傾けて体重を移動する方法
B. お尻を左右に振って体重を移動する方法
C. 上半身は傾けずに、全身を左右へ移動し体重を移動する方法

これらの方法で私が体重移動しているところを患者に見せた後、真似をしてもらおうとした。そして、模倣をするよう指示して体重移動を行なってもらうと、「何かおかしい……」程度ではあるが、患者の動き方に私は違和感を覚えた。

Aに関しては問題なくできたのだが、BとCが同じやり方になってしまう。ただ、私が骨盤をガイドして再度体重移動をすると、BとCそれぞれ別々の方法で行なえた。つまり、BとCが同じになってしまう原因は、その運動自体ができないことではないのだ。少しのガイドがあれば行なえることからも、目で見たことを自分の身体で実際に行なう、つまり模倣をする過程で何かしらの問題が生じている可能性が非常に高くなった。この時、患者は模倣ができないこと自体には自覚はなく、行なっている運動自体が難しいためにできないのだと教えてくれた。

本患者のように模倣する過程に問題が生じている場合、患者本人の頭の中は非常に混乱していることが予想される。混乱した状態では改善に必要な学習が生じることが難しくなるため、少しでも混乱が生じないように訓練を行なっていく必要がある。つまり、模倣をする過程のなかでどこに問題があるのかを精査していく必要がある。

よって、次のような手続きで検査を行なっていくことにした。

①二つの物を見て違いが分かるかどうか（間違い探し）
②体性感覚から身体の左右の動きの違いが分かるかどうか（セラピストが体を動かした時の感覚で左右を比べる）
③感じた動きと見た他者の動きの違いが分かるかどうか（感じたものと見たものを比べる）
④感じた動きと同じように動けるのかどうか（感じた方と同側、反対側の両方）
⑤見た動きと同じように動けるのかどうか（単関節から二関節へと難易度を徐々に上げていく）

これらの①～⑤の検査を行なっていくと、非常に重要なことが分かってきた。

ちょっとしたずれの積み重ね

模倣をする時の過程を見ていく時に行なう検査に際しては、言語障害の影響を最小限に防ぐため、質問の回答方法を言葉による方法ではなく指さしで行なっていく。また、患者に指示をしていく時に言語は必要最小限にし、検査内容とその方法について十分に考慮する必要がある。

また①～③に関しては、患者に動くことを求めておらず、ただひたすら視覚で観察することと、動かされた感じに集中することを求めている。だが、④と⑤に関しては患者に動くことを求めており、①～③と④・⑤では、セラピスト側が観察している内容が全く異なっていることが大切である。

それでは、①～⑤の検査結果を一つずつ紹介していく。

①二つの物を見て違いが分かるかどうか（間違い探し）

人が様々なポーズをとっている写真を二枚準備して**【写真12】**、それぞれ患者によく観察してもらう。

その後で患者に、

「この写真に写っている人は、同じ格好をしていますか？」

と聞き、「違う」と答えた場合は、

「もし違ったなら、どこが違うか指で指してください」

と指示をする。いくつかの写真で同様に検査をしていく。

今回の患者においては、この検査では大きなミスはみられず、二種類の物を見て比べることに問題はなかった。

②体性感覚から身体の左右の動きの違いが分かるかどうか（セラピストが体を動かした時の感覚で左右を比べる）

この検査を行なう前に、感覚障害の有無を評価しておく必要がある。もし、この後に行なう模倣の検査の時にエラーが現れた場合、感覚障害

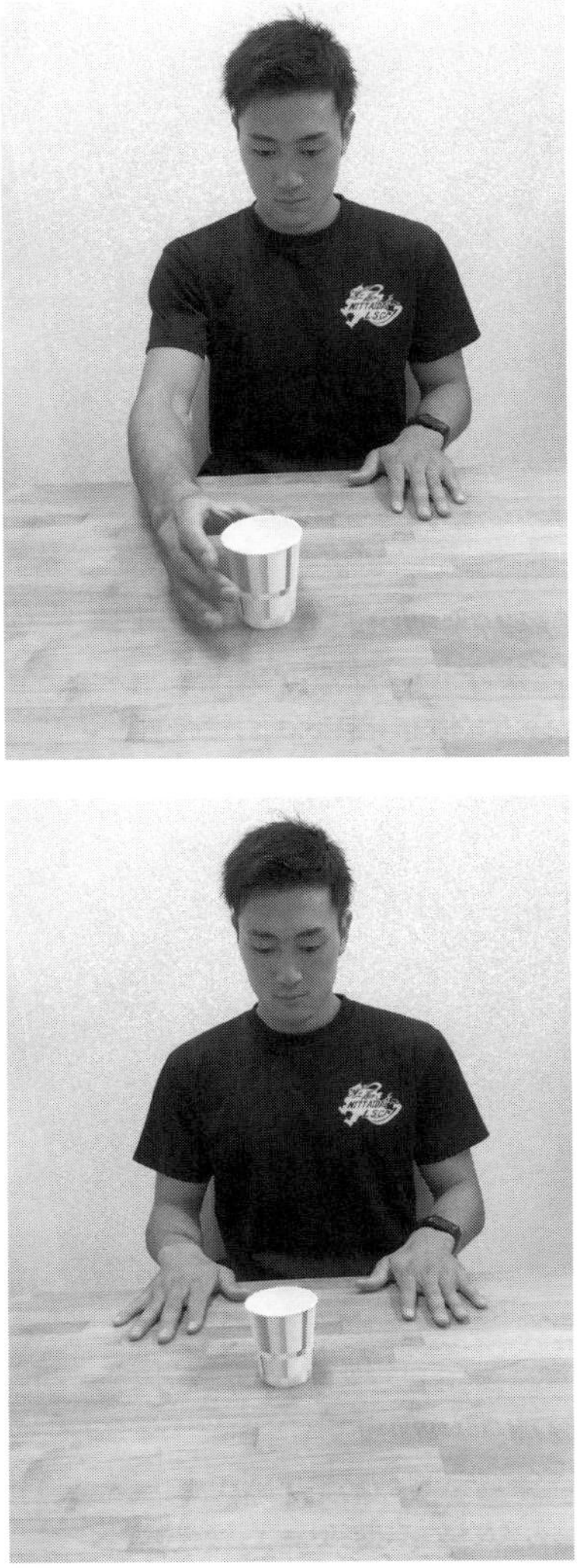

【写真12】使用した写真の1例。

が原因である可能性をあらかじめ除去する必要があるからである。感覚が障害されていれば、そもそもどう動いているのかは分からないため、当然、模倣はできない。これらのことから、②の検査を行なう前に、通常の感覚検査を行なっておくことを忘れてはならない。その後に、左右を比べる能力をみていく目的も加えて、②の検査を実施していく。

この検査は、患者が座った姿勢で、肩・肘・手首を一カ所ずつ左、右の順番に動かし、同じ動きかどうかを聞いていく。上肢の次は下肢を行ない、股・膝・足首を上肢と同じように行なう。また、左右を順番に動かす検査の後、左右を同時に動かして聞いていく検査も行なう。

この検査でも大きなミスはみられず、左右の動いている感覚を比べることにおいて問題はなかった。患者も笑顔で行なえており、患者にとって難易度が高くないことを意味していた。

③感じた動きと見た他者の動きの違いが分かるかどうか（感じたものと見たものを比べる）

ここからは、種類が異なる感覚同士（視覚：見たもの／体性感覚：感じたもの）を比べていく検査になる。同じ感覚同士を比べる検査とは異なる能力が必要となり難易度が上がるため、私自身、ここからミスがみられるのではないかと考えていた。

この検査は基本的にテーブルを挟んで向かい合って座り、両手を腿の上に置いた状態から始める。検査の方法を二種類、紹介する。

一つ目。写っている人の姿勢がすべて異なる四種類の写真を患者の前に並べて、まずはよく観察してもらう。その後、目を閉じてもらい、セラピストが患者の身体を動かして、写真に写る四種類の姿勢のどれかを作る。元の姿勢に戻した後、今、とった姿勢が写真に写るどの姿勢に最も近いかを答えてもらう。これは、目で見た写真に写っている姿勢と、体性感覚で感じたセラピストに動かされて作られた姿勢とを比較する検査である。目で見たものと感じたものを比較するため、模倣に非常に近い能力が必要とされるが、自分で動かない点で違いがある。

二つ目。一つ目と同様に四種類の写真を準備する。そのなかから一枚選んでもらうのだが、どれを選んだのかはセラピストには教えないようにする。その後に、選んだ写真をよく観察してもらう。そして、目を閉じてもらい、セラピストが患者の体を動かして四種類の姿勢を順番に作り、自分が選んだ写真と同じ姿勢かどうかをうなずきで答えてもらった。この検査が一つ目の検査と異なるのは、自分が選んだ姿勢を相手に伝えることが要求されている点である。つまりコミュニケーションの要素が含まれているのである。

これら二つの検査を行なうと、それまでの視覚や体性感覚を用いた間違い探しの時の結果でみられた小さなエラーとは異なり、誰がみても間違えていることが分かるような大きなエラーが観察できた。特に、一つ目の動かされた後に写真から選ぶ検査は非常に難易度が高く、患者の疲労が見られた。患者の眉間に寄せられたしわが、難しさを物語っていた。

このことから、体性感覚で感じた姿勢と視覚で観察した写真に写る姿勢を比べることが、この患者にとっては難易度が高いことが分かった。つまり、目で見ているものと感じているものが同じか違うかを判断することが難しかったのだ。この時点で、模倣が難しい原因を絞ることができてきた。

④感じた動きを再現できるかどうか（感じた方と同側、反対側の両方）

この検査から、患者に動いてもらう内容となる。目を閉じた状態で、麻痺側の右上肢をセラピストが動かしてどのように動かされたのかを考えてもらった後に、非麻痺側の左上肢を今、動かされたのと同じように動かしてもらう。これを、

・左上肢（セラピストが動かす）⇩右上肢（患者が動かす）
・右上肢（セラピストが動かす）⇩左上肢（患者が動かす）
・右下肢（セラピストが動かす）⇩左下肢（患者が動かす）
・左下肢（セラピストが動かす）⇩右下肢（患者が動かす）

の順番で行なった。すると、以下の結果になった。

・右上肢⇩左上肢：肩関節を動かす方向、肘関節を動かす量、それぞれに少しの間違い。手首を動かす時に手指も余計に動いてしまう（手首を曲げると指も曲がるなど）
・左上肢⇩右上肢：非麻痺側の左を自分で動かした時に見られたエラーが、より大きく見られる
・右下肢⇩左下肢：上肢の時ほどミスは少ないが、関節を余計に動かしすぎてしまう
・左下肢⇩右下肢：上肢と同様に、患者本人が右を動かした時の方が左を自分で動かした時よりエラーが大きくなる

これらの結果から、運動を求めない検査より実際に自分で体を動かしてもらう検査の方が、顕著

にエラーが見られることが分かった。本人もより難しい顔をし、笑顔で誤魔化すような仕草が見られた。

⑤見た動きを模倣できるかどうか（単関節から二関節へと難易度を徐々に上げていく）

この検査はいわゆる模倣の検査となり、難易度の設定が非常に重要になる。例えば、一般的に肘より肩の動きを模倣する方が難易度が高く、肩のなかでも屈曲（「ばんざい」のように手を上げる動き）より回旋（漫才で「なんでやねん」と突っ込む時の動き）の方が難しい。また、一つの関節を模倣するよりも二つの関節（動かす関節の量）にしたり、ゆっくりより素早い（動かす速度）など、様々な要素で難易度を設定できる。この難易度をいかに細かく設定するかが、患者の病態をどれくらい理解できるのかに直結し、できるだけ細かい方が、改善に有効な訓練に辿り着ける可能性は高くなる。

今回の場合は、検査の1や2で使用した写真の姿勢を模倣してもらった。スタート肢位から写真の姿勢を取るまでに、いくつの関節を動かさなければならないか、またどこの関節を動かさなければならないかを意識して、どの写真で最もエラーが見られるのかを観察した。すると、本当は肘と肩を動かせばよい時に手首と手指も同時に動いてしまうなど、余計な動きが含まれてしまっていた。例えば「前ならえ」のように手を前方に上げた時に、本当は必要のない手首を反らす動きを行なってしまうなどの現象が観察された。つまり、模倣をする関節が多ければ多いほど、動かさなくてもよい関節を動かしてしまったり、動かさなければならない関節を動かさないなどのエラーが生じてしまっていた。

少しややこしい内容になってしまったが、ここまでが検査の一部である。

本患者に関しては行為が遂行できない原因が特に複雑になっていたため、一つずつ確実に検査を行なっていく必要があった。また何度も書いている通りだが、患者の病態理解だけではなく、家族に正しい病態の理解をしてもらうことが重要であったことも忘れてはならない。

回復期では患者に毎日介入することができ、日常生活について看護師と専門的な情報を共有することもできる。しかし生活期では難しい。週に一回や二回、介入するだけでは足りない。そのため、一緒にいる時間が最も長い家族を巻き込んでいく必要があるのだ。

ただ、家族を巻き込んでいく理由は、今回に関して言えばそれだけではなかった。

4　家族に対する教育

リハビリテーションにおいて教育を誰にどうしていくか

「リハビリテーションにおいて教育を誰にどうしていくか」――これである。

リハビリテーションにおいて「教育」というワードは非常に重要である。学校などの教育の現場ではもちろん、何度も繰り返すように臨床の現場においても教育は重要な役割をもっている。新人に対する教育、実習生に対する教育、患者に対する教育などが頭に浮かんできやすいが、今回は「家族に対する教育」をキーワードにしたいと思う。

本患者は回復期の病院を退院した時は小走りができるほど回復していた。失語症などの高次脳機能障害に関しては、私が介入を始めた頃と回復期の病棟を退院した頃とで大きな違いはなかったが、運動機能に関しては退院した時の方が明らかに良かったのだ。これには理由がある。退院して少し経過した時、てんかん発作が生じたのだ。てんかん発作の後、運動機能が顕著に低下し、今の状態へと変化していったと家族が話してくれた。

重要なのはここからである。てんかん発作が見られてから、家族が患者から一切、離れられなくなってしまったのである。これはすでに書いた家族との会話でも出ていた通りである。

「もし誰もいない時にてんかん発作になってしまったら……」

この不安はさらに広がっていく。もし転倒したら、電話ができない状態でもし何かあったら……。こうなってくると歯止めは効かない。自宅から私の勤務しているセンターまでは徒歩圏内であったが車で送迎しており、非常に手厚い介助を行なう様子は様々な場面で観察されていた。

このような場合、デメリットが三つ考えられる。

- 家族の介護疲れ（心身ともに疲弊してしまう）
- 患者の自立の阻害（本当は一人でできるが、家族が心配から介助ないし補助をしてしまう）
- 訓練効果の日常生活への汎化の阻害（リハビリで改善し獲得した能力を、日常生活で発揮する場面が奪われてしまう）

これらのデメリットは、生活期において非常にクリティカルな問題へと直結してしまう可能性が高くなる。そのため、患者だけではなく、家族への教育的な介入も必要になると私は最初から考えていた。

ここで少してんかん発作の症状に関して記しておきたい。

てんかん発作といえば、痙攣が最初に浮かんでくる方が多いのではないだろうか。だが実際は痙攣だけではなく、コンピュータがフリーズしたように突然思考も動きも止まってしまう症状や、急にそわそわしてしまう症状など多岐にわたっている。本患者においても約一分間フリーズしてしまうことがしばしばあったと家族は話してくれた。

現状ではリハビリテーションにおいててんかん発作に対して何か訓練を行なうことは難しい。そのため、過度な負荷をかけないようにするしかなかったのである。

家族の不安を減らすことがリハビリの幅を広げる

家族に対する教育に話に戻そう。

リハビリテーションを行なっていく上で最も重要になるのは、改善効果を日常生活へ汎化させていくことである。その過程で、生活期においては家族によるフォローは非常に大切であり、家族のフォローによって患者の生活の質を効率よく向上させていくことができる。そのためにも患者の状態を正確に理解してもらい、それを日常生活にどのように汎化させていくかを教育していく必要があった。

具体的に記していこう。

今回、家族に対して教育をしていくにあたり、次の三つの要点があった。

①てんかん発作に関すること
②失語症に関すること
③できる能力としている能力に関すること

①てんかん発作に関すること

初めにてんかん発作に関して、家族がどのように認識しているのかを聞く作業から始めた。

セラピスト「初めててんかん発作が起きた時のことを教えていただけますか？」

家　族「とてもよく覚えています。とにかくびっくりしました……」

セラピスト「その時、医師からはどのような説明を受けましたか？」

家　族「薬でコントロールするしかないと言われました」

この会話だけでも、家族がてんかん発作に不安を感じていることが伝わってくる。もし誰もいない時にてんかん発作になってしまったら……と、日々、不安のストレスにさらされている家族を無視することはできなかった。

しかし先ほども述べた通り、てんかんに対してリハビリのなかで効果的な介入をすることは非常に難しい。よって、自宅でのリハビリに関する内容を聞き、家族に指導をすることにした。

今回の患者の家族は非常に熱心であり、私が出した課題のほかに自分で調べたものをリハビリの時に見せてくれて、やって良いか悪いかを尋ねてこられた。また、リハビリのなかで行なったものを自宅でやった方が良いのかどうかも毎回のように質問をしてくれた。

そのなかで家族から、「自宅でもリハビリをたくさんやった方が良いのか」と質問されたことがあった。もちろん、やってもらうことに越したことはないのだが、てんかんのことを考慮するとあまり過負荷な状態にはしたくなかった。

そこで私は、

「○○さんのなかで、日常生活とリハビリの境目が無いことはストレスになってしまう可能性が考えられます。もちろん、ここ（センター）はリハビリをやる環境だということと、自宅はリラックスする環境だということとで、住み分けはできていると思います。ですが、自宅でのリハビリは、リハビリと日常生活との境目が難しくなってしまいます。常にリハビリをしているような環境にしてしまうとストレスがかかってしまう恐れがあるので、メリハリをつけてください」

と指導した。

この内容には、本人のストレス過多の状態を避ける目的はもちろんあったのだが、家族が日常のなかで常にリハビリを意識しなくてもよいことを教え、ストレスをできるだけ少なくする目的もあった。このように、直接的にリハビリでアプローチするだけではなく、リハビリに来ていない時にどのように過ごせばよいのかについて教育的に介入することも大切であった。

②失語症に関すること

話したいことをスムーズに話すことができないことが、どれだけ本人の脳に負担をかけ、心理的にネガティブにするかを考える必要があった。

てんかん発作とも深く関係してくるのだが、日常生活内でコミュニケーションを無理に言語で行なうことが脳に大きな負担をかけることは容易に想像がつく。もちろん、言語リハビリで行なったことを日常生活でもできるようにしていく上では必要かもしれないが、今回の患者の場合はそれより、数カ月の間隔で出現していたてんかん発作が少しでも間隔が長くなることで家族の不安が解消される方がこの時点では重要だった。

そのため、日常生活においてはリハビリと同じように無理に言語を使用させることは避けて、本人が最も表現しやすい方法でコミュニケーションを取ることが重要であると教える必要があった。そしてその結果、てんかん発作の間隔が長くなってきた時に少しずつコミュニケーションの方法を変化させていけばよい、と。

またこのことは、ただ指導するだけではなく、リハビリにおいても言語的な負荷を最低限にとどめておくことを家族へ「見せる」必要があった。質問に対する回答は患者に選ばせるなど様々な工夫をし、家族へ説明をしていった。

③できる能力としている能力に関すること

てんかん発作とは別に、この内容を教育していくことが非常に重要であった。特に歩行である。実際、歩行能力を評価し、高次脳機能面とすり合わせていっても、自宅からセンターまで車で送迎する必要はなく、むしろ歩いて来られる能力は十分にあった。リハビリ開始当初はもちろん不安定さは見られていたが、歩行に関してはすでに改善も見られており、見守りがあれば歩いてこられると考えていた。

しかし、自宅内で歩行している時に一歩目がもたついたり、ちょっとした段差につま先を引っかけたりすることをまれに見てしまうことで、家族は転倒への不安を増幅させていった。一〇〇回中一回のミスが、家族にとってはとても大きな意味をもっているような印象であった。

このような過度な心配と介助は、患者本人にも家族にも良い影響を与えないことがほとんどである。そのため、家族には今、何ができて何ができないのかを教え、何に介助が必要で何が一人でできるのかを可能な限り明快に説明し、かつ、実際にやって見せていくことを地道に行なった。すると家族の方から、「もう家から歩いてきても大丈夫ですか？」と聞いてもらえるようになり、時間の経過につれて散歩に行ったり旅行に行ったりと、患者本人だけではなく家族の生活も大きな広がりをみせるようになってきた。

このように、家族を不安にしていることは何なのかをできるだけ細かく把握し、リハビリでそれにどう対応していくことができるかを考えていった。そのことで患者と家族双方への教育的視点をもつことができ、リハビリ自体の幅も広がっていった。

生活期においては、特に重要な出来事だったのではないかと今も思う。

それから……

私はこの患者に初めて介入してから、最終的には約四年の歳月にわたって関わることができた。身体的、かつ高次脳機能的にも大きな変化が見られたのはもちろんのこと、本人を含む家族全体にも大きな変化をもたらすことができた。これはひとえに、家族の協力があったからである。

残念ながら、この方が当センターの利用を終了する最後までは担当することができなかった。しかし、最初はほとんど言語でコミュニケーションを取ることができなかったのに対し、二単語であれば表現することができるようになっていた。また当初は不安の原因にもなっていた歩行も杖が必要なくなり、長時間の歩行が可能になっていた。

私のなかで最も記憶に残っているのは、家族が嬉しそうに、大浴場でくつろいでいる本人の姿を語っていた姿である。初めて行なった時は二人がかりで介助され、全くリラックスできていない様子で入浴していた患者だが、最後には湯船に一人でつかり、「はぁぁ」と気持ち良さそうな声を出していたらしい。

その他にも挙げればきりがないが、四年以上の歳月は、非常に多くの変化と幸福を家族へもたらすには十分な期間だったのかもしれない。同時にこの四年間で、私はこの方から多くのことを学び、教えてもらうことができたと思っている。

教育的介入と言ってはいるものの、一番教育されていたのはほかでもない、私なのかもしれない。

終 章

患者への教育

IV 脳を育てる教師として臨床現場に立つ

終章　患者への教育

臨床における患者への教育の基本的姿勢

1 「教育的な介入」をスタートさせるには

教育とは何なのだろうか。このことを論じられるほど教育には精通していないし、語ってはならないと思っている。しかし現実に、リハビリテーションの臨床の現場で、セラピストである理学療法士や作業療法士などは患者から「先生」と呼ばれている。なぜ先生と呼ばれているのかは分からないが、実際にそう呼ばれている。医師のことを先生と呼ぶことと、学校の教員を先生と呼ぶことにそれぞれ異なる理由があるように、理学療法士や作業療法士などが先生と呼ばれていることにも何か理由があるはずである。

本書では「教育的な介入」という表現を何回か使用している。この「教育的」とは、専門的な知識を有する我々理学療法士や作業療法士などが、患者の主訴と実際の問題点の齟齬を修正する、もしくは問題点そのものを改善していく立場にあることを示す言葉である。これは、患者の生活の質を向上していくために行なわれなければならない。

すなわち、教えていくことを主軸においているわけではなく、患者自身に気付いてもらい、自律的に修正をしていけるように導いていくイメージだ。例えば脳卒中後に身体機能を改善しようともがいていた患者に対し、身体の病気ではなく脳の病気であることを気付かせ、ただ単に筋力や運動を改善しようとするのではなく、自分の脳の特性（癖）を知り、自分自身を知っていくことによって自律的な修正が可能になるよう、導いたように。

臨床の現場で、セラピストが患者に対して知識を教え込もうとしている場面に頻繁に遭遇する。しかし患者は「病気（怪我）をする前は、そんなことを知らなくても自然と動けていたのに……」と、その矛盾に違和感を覚える。これは至極当然の反応だ。

我々人は生まれてからずっと、少しずつ少しずつ自分の身体について学習していく。赤ちゃんは自分の手を眺め、時には口に入れ、身体を叩く……こうした事柄で自らを知っていく。大人になれば実際の行為のなかで予測し、結果と予測を比較することで自らの身体を知っていくことができるようになる。

予測した通りに行為が遂行できれば、自分が知っている通りの運動や感覚のまま次の行為を遂行すればよいし、予測と反すれば、今までとは異なる運動や感覚を知っていく必要が出てくる。このようなサイクルを回していくことで、人は環境を知り、自分の身体を知っていくのである。

このような人の特性に加えて、子供の頃に自分がどのようにして自身の身体を知ったかという記憶がある大人など、ほとんどいないだろう。つまり、人は自分が自分の身体や運動、感覚をどのようにして知っていったのかを覚えていないし、今どうやっているのかなど自覚できるはずもない。

この特徴を踏まえても、リハビリテーションのなかで、かつては無意識で行なってきた動作の方法を説明を受けることで再度覚え、自分の感覚に注意を向け、運動をコントロールする、ということに対して患者が戸惑うのも無理はない。つまり、訓練において知識を教え込んでいく形で進むリハビリのアプローチは、患者がその必要性や有効性を理解することが難しく、うまくいくケースはそう多くはないのである。

経験が伴わなければ患者が腑に落ちることはない

それでは、どうすればよいのだろうか。自らの身体を知る方法に違いはあるものの、赤ちゃんが手を口に入れたりしながら自らを知っていく時であれ、大人が行為のなかで自らの身体をアップデートしていく時であれ、いずれの場合も重要なのは知識ではなく経験である。知識には、運動学習に必須である体性感覚が無い。経験には、動くこと、感じることで生じる体性感覚が含まれている。これは非常に大きな違いであり、決して埋まることのない差である。つまり患者に対し、知識で動きを変えることを強要しても、上手くいくはずがないのではないだろうか。

一方で、知識が患者の行為を変え、行動を変え、生活を変えることもあり、実際に私も経験してきた。ただしそうした変化は、そこに経験が伴っていたがゆえに起きたケースが非常に多い。つまり、たまたま経験したことがあった、または似たような経験をしたことがあった場合、知識が増えたことで様々な変化をもたらされることはある。

食事を例にとってみよう。もし、私が地方によって味付けが異なっていることを知識としてもっているだけでは地方へ行きたいという原動力にはならないし、自分の作る料理は関東の料理の味付けになるだろう。しかし私が地方に出張へ行き、実際に食した場合、もしかしたらまた食べたくなり、関東でも同じ味付けをするかもしれない。まさに経験によって知識が活かされ、行動が変化しているのである。

このことを臨床に置き換えて考えてみよう。患者に対して痛みの原因を説明し、患者が痛みに関する知識を得たとしよう。今の私の痛みの原因は何なのか。身体の動かし方が悪いのか、姿勢が悪いのか、それとも脳機能が影響しているのか……。これらの知識を得たことで患者は何か変わるのだろうか。また日常生活で注意することとして、良い姿勢で座る、重い物を持たない、等々の指導をしたとしよう。これは痛みに対するアプローチなのだろうか。むしろ日常生活に過度な心的ストレスがかかり、痛みが増大する可能性すらあるのではないだろうか。

セラピストが行なう指導は、患者がそれを理論的には分かっていても感覚的に実感できていなければ、その指導の価値付けは難しい。患者に教育を行なっていく際は、やはり、そこに経験が伴っていなければ患者が「腑に落ちる」ことはなく、痛みの治りも悪い。

そのためには、セラピストが言っていることが患者本人にとっても適切であることを経験してもらう必要がある。痛みを有している患者であれば十分に問診と評価を行ない、患者の認知の傾向を考慮し、患者が最も理解しやすい方法で説明を行なう。そして身体・脳へのアプローチである訓練を行なうことで、さらにその説明に価値付けをしていく。その結果、患者の訴えている痛みが軽減し、生活面でも変化が生じるという経験が大切なのである。

このサイクルが回ることで、患者への教育的な介入が初めてスタートすると考えている。

2　セラピストが患者を「過去」に閉じ込めていないか？

成長と改善との接点

育児の場面において、赤ちゃんを育てている母親も同時に成長しているという表現を耳にしたことはないだろうか。初産であればなおさらであろうこの相互関係は、教育の視点から考えても非常に重要な事柄である。これはセラピーにおいても同様である。

セラピストは、患者をその目標に少しでも近付けていきたいという目的をもって、臨床の場面に臨んでいる。ここには患者の個別性が存在しており、全く同じプログラムなど本来ないはずである。患者の年齢や性別などの基礎情報、学歴、職業、家庭環境、交友関係、嗜好関連など、すべてがリハビリでは影響するからである。その個別性のある患者を、最短で最大限の改善へと導いていくために、セラピストは考え、勉強し続けなければならない。その結果、一人の患者を目標へと到達させることができた時には、セラピスト自身も成長しているのである。

今の自分の能力で患者を改善していくためにはどうすればよいのかを考えることは、今の自分の「現在地」を知ることにも繋がる（これはある意味、残酷であるが……）。セラピストには、一喜一憂している暇など本当は無い。ただ、我々セラピストも人間である。時に落ち込み、時に喜びながら成長していくのだ。

では、患者はどうか。リハビリの臨床のなかで、またセラピストとの関わりのなかで何を学び、どう成長していくことができるのだろうか。またその成長は、改善とどう関係しているのだろうか。

「元通りになりたい」

第2章で記した通り、リハビリテーションには障害受容という言葉がある。その言葉の通り、自分に生じた障害を受け入れることである。様々な定義が存在しており、受容のプロセスも様々である。この障害受容に関して議論をするつもりは毛頭ないが、障害受容という事柄に関連して、私はある考えをもっている。また、リハビリのなかで患者が成長していくことと、非常に密接に関係しているのではないかとも思っている。

私はセラピストになり、多くの患者と関わるようになってから一〇年が経過した。骨折の患者、内部疾患の患者、脳卒中の患者、難治性疼痛の患者、神経難病の患者、寝たきりの患者……様々な方々との関わりのなかで、私はあることを思った。

「なぜほとんどの人が元通りに戻りたいと思うのか」

私自身は治る怪我しかしたことがなく、このような気持ちになったことがないため、その答えはもち合わせていない。しかし脳卒中後の方々との関わりのなかでは、この気持ちを抱いている多くの患者に出会う。これはなぜなのか……。仮説でしかないが、マスメディアやインターネット、さらには医師やコメディカルのスタッフたちからの情報が、患者を「過去に閉じ込めてしまっている」のではないだろうか。つまり、「脳卒中の後遺症は、完治しない」――この悪魔の言葉が患者をどん底へ落とし込んでしまうのではないか。もちろん、これは医学的には何も間違えていないし、障害受容という観点から考えれば、患者に伝えるべき内容なのかもしれない。ただ、がんの告知と同等に、本来は慎重に扱うべき内容なのではないだろうか。

なぜ私がこのようなことを考えるようになったのか。それは、患者の障害の受容の状態が改善速度と患者本人の目標の高さに大きく影響していると感じているからである。

元通りになりたいと思えば思うほど、患者の改善は見られにくくなる傾向にある。改善が見られにくい原因は感覚的には理解できるが、なぜかを説明することは非常に難しい問題である。しかし、この問いに対する答えをもっておかなければ、臨床のなかで患者に〈今〉とどう向き合ってもらえばよいのか、また患者とどう向き合えばよいのか、どう成長していってもらえばよいのかが分からないと私は思っている。

我々は生きている限り、歳をとり、変化を続けている。ある年齢までは成長と言われ、ある年齢からは老化と言われる現象である。時間の流れがある限り、昔に戻ることは絶対にできない。あの頃に戻りたい……そう思うこともあるが、本気で戻れると考えているわけではもちろんない。

しかし脳卒中後の患者のなかには、とにかく元通りになりたいと訴えている人もいる。詭弁かも知れないが、つまりは過去に戻りたいと言っていることと、どこか類似してしまうのではないだろうか。元通りとは、具体的にはいつの自分に戻りたいのだろうか。おそらく病前の自分だと思うが、非常に曖昧に感じてしまう。目標が曖昧では訓練も曖昧になり、効果の実感も曖昧になってしまう。改善が見られないのは、きっとこのためだろう。

3　再び人らしく、そして、再びその人らしく

その人らしく生きていけるよう、あらゆる手段で寄り添う

元通りには戻れないことは分かっている、でも戻りたい……そう望んでいる人がいる。セラピストと患者は、常にこのジレンマを抱えながらリハビリをしていかなければならない。脳卒中では麻痺、難治性疼痛では痛みと、対象となる障害は異なるが、患者一人ひとりがそれぞれの「元通り」の像を描いて生きている。障害の無い頃の自分、バリバリ働いていた頃の自分、家族と和気あいあいと毎日を過ごしていた頃の自分……。その頃の自分を目標にリハビリをしているのだ。

誤解してほしくないが、元通りに戻りたいと思うことが悪いのではない。実際、患者には何も罪はない。そして少なくともリハビリテーションに関わる我々理学療法士や作業療法士は、この患者の目標に寄り添う必要がある。

問題なのは、理学療法士や作業療法士が患者に寄り添いながらも、元通りになるのは厳しい、無理そうだと思っていることである。この状況では、患者とセラピストの間で差が生じてしまい、ある場合には患者のその後の人生に影響を及ぼしてしまうかもしれない。

では、どうすればよいのか。現在の医学では完治が難しいものにセラピストはどう立ち向かい、患者はどう生きていけばよいのか。ここでは特に、セラピストが患者にどう生きてほしいと考えられるのかを、教育的な視点から考えていきたい。

リハビリテーションとは、ある問題を抱えた状態から、目標へ向かって進んでいくプロセスである。

ここには〝前の状態に戻る〟という意味は含まれていない。リハビリテーションの語源（ラテン語で「re（再び）」＋「habilis（人間らしい）」）から考えても、「再び人らしく」がその意味であり、少し拡大解釈すると「再びその人らしく生きる」ということである。つまり、障害をどうにかするという視点ではなく、問題を有した状態であってもその人らしく生きるという目標を達成するためにどうすればよいのかを考え、行動することがリハビリテーションなのだ。その方法のなかに、痛みを改善する、麻痺を改善するなどの治療が含まれる。そして患者と教育的に接し、考えを変えていくプロセスも重要なリハビリテーションと言える。

つまり重要なのは、「受傷や発病などが原因で何らかの障害を呈した状態であっても、その人らしく生きること」である。

このことを考えていくと、リハビリテーションがいかに難しく、またセラピストが存在価値の高い職業であるかが分かるだろう。患者が元通りに戻ることに固執し、麻痺の改善や痛みに捉われた人生を送っていることは、その人らしさを著しく失わせている。セラピストはこうした状態にある患者に対し、その後の人生をその人らしく生きていけるよう、あらゆる手段で寄り添っていくことが必要になる。

これは障害を受容させるプロセスではない。我々セラピストに求められているのは、患者が今の自分だからこそできること、したいことを考えられるように教育していくことではないだろうか。

「障害をどうするか」から「これからをどう生きていくのか」へ

今の身体で生きていく——。

このことを前向きに捉えられるように、セラピストは患者と向き合っていかなければならない。記憶とは不思議なものである。つらい記憶は根深く残り、楽しい記憶は薄れていく。そして時に、この楽しい記憶は今の自分をつらいものへと変えていく。

あの頃は楽しかった、あの頃は充実していた。今と昔の記憶を比較することで、今をネガティブなものに変えてしまうこの経験は、誰にでもあるだろう。特に、楽しかった頃の自分と何かしらの問題を抱える今の自分に、変えることのできない決定的な違いがある場合には、今の自分に対するネガティブな印象が強く深く刻まれていく。これは仕方のないことだが、楽しかった頃にも、今と同じようにつらいことや悲しいこともあったはずだ。同時に、ネガティブに捉えている今であっても、楽しいことはあるはずである。しかし人は、そこへ目を向けることができない……そういうものである。

これは、痛みや脳卒中後の後遺症をもつ方であっても同じである。不自由の無かった頃の記憶が、今の自分への思いをネガティブに変えていく。不自由の無かった頃もつらいことなどがあったはずなのだが、痛みや後遺症のある今の自分を、劣っているかのように考えてしまうのだ。以前にはできたことが今はできないことに苛立ち、これから先の人生について不安にさいなまれてしまう。

このような悪循環のなかにいる人たちに我々セラピストは何ができるのか。もちろん、機能的に改善していくことが第一であろう。動かなかった手足を動くようにしていく。痛みを軽減していく。これらは大前提である。そのために勉強し、日々、切磋琢磨しているのだから。

ただ、それだけではやはり足りない。さらに言えば、このネガティブに捉えている患者の思考を変えていかなければ、最大限の改善など夢のまた夢なのだ。

私は今、生活期にある方々へリハビリを提供している。以前は回復期の病院に勤務しており、機能改善を特に追い求めていた。もちろん、この頃があったからこそ今の自分があるのは言うまでもないが、生活期でさらなる改善を求めている方々と関わっていくなかで、機能改善だけでは不足していることを実感している。不足しているのは、やはり教育的な視点である。

リハビリテーションは、目標へと向かうプロセスである。そのため、〈今、できないことは何か〉にフォーカスする機会がほとんどである。少し考えれば分かるが、できないことばかりにフォーカスしていると、人は不安になっていく。

そこである時、患者に今、できることは何かを語ってもらうことにした。すると、一つも出てこなかったのだ。日常生活においてできることにフォーカスする機会が全くなく、前進している感覚が得られていなかった。これではネガティブになるのは当然であり、リハビリの効果を実感することも最大限の改善を生み出すこともできるはずがない。

このように考えていて、私はある一つの考えに至った。

「今の身体が自分の身体である。どうすれば幸せになれるのかを考えていく必要があるのではないか」

そう気付いてから、リハビリテーションにおいて我々セラピストが教育していくべきことが少しずつ分かってきた。訓練の時だけではなく、生活で何を考え、何に注意を向けていけばよいのか、普段どう過ごせばよいのかを、今の自分をよく知ることで自律的に考えられるよう導いていくことが必要なのだ。〝障害をどうするか〟ではなく、今の身体を知り、悪い部分に注意を向けやすい思考の癖があることを知り、〝これからをどう生きていくのか〟を考えられるように。

今の自分に「居場所」をみつける

幾度か触れてきた通り、「障害の受容」という言葉がリハビリテーションの世界では頻繁に使われている。そしてそれこそがリハビリの第一歩であるというのが、今では当たり前のこととされている。

人はある病気の発症を境に、障害の無かった〈昔の自分〉と障害のある〈今の自分〉へと「私」が二分割されてしまう。問題なく、周りの人と変わりのない「人」だった自分。脳卒中により、思うように動かなくなった身体をもっている、周りの「人」とは、昔の自分とは異なる「人」となった自分。もし、病気になっていなかったら、私は今頃、今までと変わりのない人生を歩めていたのに……。

障害があるという事実は未来への絶望すらもたらしてしまうのである。この障害を受容するということは、「障害の無い生」と「障害のある生」、「かつて」と「今」を分断し、身体や精神をも障害のある部分と無い部分に分け、それを受け入れるよう本人に求めることである。障害を受容し、向き合うことで、リハビリテーションは進んでいくと考えられているのである。

私は一〇年間、働いてきたリハビリの現場において、障害の受容という言葉のもつ本当の意味は「諦め」ではないかと考えるようになった。「動かないのは当然だ」「あなたは障害者なのだ」「そのことを受け入れなさい」――どこか呪いにも似た障害の受容という言葉が隠してしまうのは、患者のもつ本当の可能性なのではないだろうか。リハビリテーションが進んでいくなかで、最初は改善を追い求めていた患者がいつしか、「これ以上はもう……」と諦めてしまう。

これは本当に前進なのだろうか？　発症前の自分に戻ることを目標としているがゆえの、代償なのではないだろうかと私は常々思っている。

脳卒中の後遺症というかたちで身体が変化することは事実である。しかし、ただ単に体が動かなくなるのではない。「自分の思うように」動かなくなるのである。当然のように、そして思うように動いていた身体が、考えながら慎重にならなければ動かすことすらできなくなる。そのような変化を被った患者は「今の自分」に居場所をみつけることができないのである。そこには焦り、苛立ち、不安、恐怖……様々な感情があるだろう。その障害をもたないものには想像することすら難しく、共感などできるようなことではない。

障害という言葉がいらない世界の到来を信じて

ところで、「思うように」ということには、幅と奥行きがある。やり場のない「かつてのように動けたら」もあるだろう。しかし今の自らの脳による学習に向き合うなかで、錆びたネジのように動かなかった関節がいくらかの柔らかさを回復した時、患者のなかには「かつてのように動けたら」とは異なる「思うように」がかすかに芽吹いている。

それは変わってしまった今の脳で、今の身体で、世界をどう捉えるのか、どう感じるのかを再度、学習することであり、「これからの思うように」を自ら模索し、作り上げていくことである。「思うように」の幅と奥行を生み出すのが、脳による学習にほかならない。

これは発症前の自分に戻ることを目標とするリハビリではなく、発症前の自分に戻ることを諦めて進めていくリハビリでもない。鍵は、リハビリテーションを通して、患者が脳卒中は身体の病気ではなく脳の病気であることに気付くことである。そしてその過程ではむしろ、「すべて」を使うのである。発症前の身体感覚の記憶を活用するプログラムさえ、現在では形成の途上にある。

私が今まで出会った患者のなかには、「この病気になって良かった。そうじゃなければ先生と出会うこともなかったもの」と言ってくれた人が多くいる。このような患者は、今の自分を前向きに認識し、未来をみている。改善率も大きく、後遺症があっても生活の質は高い。今の自分でどう生きていくのかを楽しそうに話してくれた患者を、私はたくさん見てきた。

リハビリテーションは「全人間的復権」とも「人間としての権利の回復」とも言われる。私たちセラピストが問われているのは、患者が今の自分に居場所をみつけること、今の自分の体でどうすれば思うように生きていけるのかを、共に探っていくことではないだろうか。

それは患者の脳が様々なことを学習していく旅をセラピストが共に歩み、これからも長く続く患者の「生」の旅に一緒に備えていくことなのだろう。

それがセラピストの重要な役割であると私は確信している。

そしていつか、障害という言葉がいらない世界が来ることを信じ、私は患者との旅を続ける。

あとがき

以前、私の臨床を見学しにわざわざセンターまで足を運んでくださったセラピストの方がいた。私の臨床に関して感想を話してもらうと、「〈最近接領域〉に入りっぱなしですね」と言ってもらえた。また、別の機会に症例に関する発表をした時には、「唐沢先生は、治療に関することを全く話してくれませんね」と冗談交じりに話していた。

実は私自身、この方々が話してくれたことに関しては全く自覚がなかった。ただ、自分の臨床や発表を思い返してみると、確かにその通りであった。実際、臨床のなかで訓練を行なっていくと最初は全く分からなかったことが、徐々に分かってくる。できなかったことが、徐々にできるようになってくる。この経験は、ほぼ毎回の施術のなかでしていた。患者一人一人を細部まで観察し、評価し、理解することが私の臨床の本髄であり、結果、患者の学習が最も促される最適の難易度で課題を出すことができていた。私のこうした臨床と施術を見たセラピストの方が「最近接領域に入りっぱなし」と表現してくれたのは、こうした事実を指してのことであり、私自身、とても腑に落ちたのを覚えている。

治療に関する発表がないことに関しては、自分のなかでは話しているつもりであった。しかし実際に見返してみると、発表のウェイトが非常に少なかった。これは完全に無意識であった。一時間のリハビリのなかで常に考えているのは患者のことであり、なぜなのかについてである。これらが分かれば、訓練の内容やその方法については自ずと決まってくる。そのため、発表内容もこのウェイトで構成されていたのだと今なら理解できる。そして本書についても同様の構成になっている

セラピストになってから、後輩のセラピストからは治療方法についての相談が圧倒的に多かった。どうしたら歩行が改善するのか、どんな訓練をすれば改善するのか……。しかしそれよりも、なぜその人がそう歩いているのかについて十分に検討したのかが私としては気になってしまう。そこがあやふやなままでは最大の効果を出す訓練など、到底できるわけがないと思うからだ。セラピストになりたての私は観察眼を磨き、知識を増やした。そこから検査を考え考察し、問題点へと近付いていった。今では患者の声に耳を傾け、行為や振る舞いだけではなく、言葉にもそのヒントが隠されていると思い、臨床に臨んでいる。

このやり方が正しいのかどうかは分からない。ただ、私の臨床とはそういうものなのである。これはまぎれもなく、患者に尊敬されるセラピストに教育された結果だと私は思っている。この先、最先端の技術がリハビリに導入され、セラピストには個別性が重視されなくなる時代がやってくるのかもしれない。ただ、そうなったとしても患者が私に言ってくれた言葉を胸に、一人でも多くの患者の未来を明るく照らしていきたいと今は思っている。

本書を読んでくれたセラピストが、本書から得たことを少しでも患者に還元してもらえたら、もし何かしらに悩んでいる人が読んでくれたなら、こんなセラピストがいると知ってもらえたなら、幸せである。いつかお会いできる日を信じて、私はまた旅に出ようと思う。

最後になったが、出版を快諾していただいた学芸みらい社の小島直人氏に、この場を借りて感謝を申し上げたい。

令和二年六月　唐沢彰太

[著者紹介]
唐沢彰太（からさわ・しょうた）
1986年、長野県諏訪市生まれ。2010年、日本リハビリテーション専門学校理学療法学科を卒業。2010年より屏風ヶ浦病院（現：横浜なみきリハビリテーション病院）に入職。 脳卒中のリハビリに興味をもち、脳卒中認定理学療法士を取得。
2015年より「株式会社ワイズ」脳梗塞リハビリセンター川崎施設長。現在、同社執行役員、脳梗塞リハビリセンター事業部長。理学療法士として高次脳機能障害の患者の治療にも取り組んでおり、認知神経リハビリテーション学会をはじめとして多数の講演も行なっている。著書に『臨床は、とまらない』（協同医書出版社、2016年）がある。

傷ついた脳の声が
聞こえているか

〈この体で生きていく〉リハビリテーションの旅

GAKUGEI MIRAISHA

2020年8月5日　初版発行

著　者　唐沢彰太《からさわしようた》

発行者　小島直人

発行所　株式会社 学芸みらい社

〒162-0833 東京都新宿区箪笥町31 箪笥町SKビル3F
電話番号：03-5227-1266
FAX番号：03-5227-1267
HP：http://www.gakugeimirai.jp/
E-mail：info@gakugeimirai.jp

印刷所・製本所　藤原印刷株式会社

ブックデザイン　吉久隆志・古川美佐（エディプレッション）

落丁・乱丁本は弊社宛てにお送りください。送料弊社負担でお取り替えいたします。

ISBN978-4-909783-49-3 C3047